U0094640

牙齒治療 與

Dental Treatment with Dental Implant Illustrated Encyclopedia

植牙圖解百科

當代牙醫診所院長｜牙周病／植牙專科醫師

葉立維　　　著

　　唐朝的文學大師韓愈在祭十二郎文中寫道：「吾年未四十，而視茫茫，而髮蒼蒼，而齒牙動搖。」他所描述身體的狀況，或許和老化與糖尿病有關；在牙齒鬆動的部分，則很可能是所謂的牙周病。很多人或許不知道，其實口腔健康和全身健康有著緊密的關聯性。

　　身在一千多年後的我們，隨著科學的進步，人類的壽命延長很多。牙科也是一樣，我們的牙齒從乳牙換到恆牙，如果恆牙不幸缺失的話，還可以利用假牙或是植牙重建功能，延長其使用壽命。

　　只不過，無論目前的假牙或植牙技術有多進步，都還是沒辦法完全取代我們原生的恆牙。恆牙雖不像字面上講的可以「永恆」，但它需要也值得好好地被愛惜保養才能長久。事實上，類似韓愈不到四十歲牙齒就開始脫落或導致拔除的情況，在門診當中真的是屢見不鮮，非常可惜。

　　在網路知識爆炸的時代，很多資訊用搜尋引擎就能快速得到，但是我們從中獲得的內容可能並不盡然正確。網路上醫療相關的說明，對於一般素人更難判斷哪個是廣告、哪個是正確的衛教文章；尤其醫學的分科已經愈來愈細，民眾對於單一疾病例如牙周病或是植牙要了解就更有難度。因此，我想透過本書來傳達牙周病和植牙的相關知識，希望讀者能有良好的口腔健康，不因牙齒疾病而疼痛困擾。

　　在內容方面，我會分成四個主要階段，也就是通常患者有需要接受牙周病治療時依序可能會遇到的事情來撰寫說明。

第❶部分：介紹牙周病和初期治療的方式。

第❷部分：嚴重牙周病如何處置？要不要手術？新科技治療方式有哪些？

第❸部分：非不得已得拔牙時，缺牙如何重建？我們怎麼用數位流程來做

牙科修復？牙周病和植牙有什麼相互關係？牙齦萎縮或牙周組織流失要怎麼改善？

第❹部分：治療過後要怎麼做居家維護？

　　最後，我會提到一些民眾常會問的問題，以及介紹不同觀點的治療方式。並且再以患者的情況範例，讓讀者更了解實際治療的過程。

　　在撰寫這本牙周病和植牙知識專書之前，我都是透過所經營的粉絲專頁和個人網頁來跟民眾互動牙齒相關保健訊息。感謝城邦出版社的邀約，讓我能把相關的知識用更有邏輯性的方式呈現，而不再是一篇篇片段的文章交流，也希望讀者們看完後都有所收穫。此外，最後想溫馨提醒每一位讀者，本書的主旨是在於相關醫學知識的傳達，並沒有辦法取代牙醫師實際看診的檢查、診斷與評估。如果有相關問題，建議還是要先與您習慣看診的牙醫師討論，才是比較正確的做法唷。

桃園當代牙醫診所院長

牙周病及植牙雙專科認證醫師

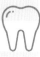

第 **2** 章

牙周病該如何徹底治療？

第 3 章

治療牙周病前要配合的事

第 **4** 章

牙周病治療後的重要任務

牙周病能不能植牙？

牙周病能做牙齒醫美嗎？

第 **1** 章

萬惡根源——
你我都容易中獎的
慢性牙周病

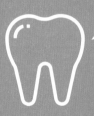

1-1
回到基礎──什麼是牙周病？

根據衛福部健保署的統計數字顯示，2018 年國人在整體醫療費用支出的前五名依序為：

① 慢性腎臟病：513.78 億
② 第二型糖尿病：291.68 億
③ 齒齦炎和牙周疾病：171.02 億
④ 齲齒：167.09 億
⑤ 原發性高血壓：139.2 億

其中不難發現，屬於牙科方面的兩大主要疾病（牙周相關、齲齒）就分居第三名與第四名。兩者加起來的數字甚至超過第二名的糖尿病費用支出，也分別比抗癌治療、呼吸衰竭、慢性缺血性心臟病等醫療支出名次還要更前面。這意味著民眾對牙齒或牙周健康的保健觀念還有進步空間外，定期的牙齒口腔檢查更是非常重要。

俗話說：「牙痛不是病，痛起來要人命。」此明確表達出不少人對於牙科問題忽視，以及看牙醫的恐懼導致拖延。這本書我會針對國人常見的「牙周病」做完整介紹，告訴大家什麼是牙周病、牙周病的相關症狀與治療方式、因牙周病產生的缺牙問題要如何解決，另外，也希望藉此導正一些民眾對牙周疾病的錯誤觀念與誤解。**其實，只要有正確的牙齒或牙周保健方式，牙周病是可以預防與早期治療的！**

🦷 為什麼會有牙周病？

　　牙周病是一種牙周組織的疾病，英文名稱為 Periodontal disease。會造成牙周病的主因是口腔衛生不佳或不正確的牙齒清潔方式，讓牙周病細菌、牙菌斑、牙結石、食物殘渣堆積在牙齒周圍，並沿著牙根表面往根尖處累積。當牙菌斑長期累積就可能造成牙周病，牙齒本身也會產生齲齒的問題。

🦷 牙菌斑是牙周病與蛀牙的源頭

　　牙菌斑是一種覆蓋在牙齒和牙齦的黏稠薄膜，主要由細菌組成，其餘是細菌分泌的酸性物質、食物殘渣、唾液，與口腔黏膜脫落的細胞。隨著時間發展，細菌種類比例會改變，目前已知在口腔內的細菌種類高達上千種。

　　這些細菌會產生毒素，引發身體免疫反應造成牙齦紅腫發炎流血。如果任由牙菌斑在牙齦周圍不去清潔，就會漸漸鈣化形成牙結石，牙結石的表面更容易附著大量細菌，導致牙齦炎之後再破壞到齒槽骨，發展成牙周病。如果置之不理，牙根周圍的齒槽骨就會漸漸流失，牙齒開始鬆動搖晃。遺憾的是，大部分的人都是等到最後牙齒鬆動或掉牙時，才發覺自己有牙周病問題而前來就診。

　　因此，**牙周病指的就是牙齦、牙周膜與齒槽骨等牙齒周邊組織的炎症。**依齒槽骨有無被侵犯等病況，可大致分為牙齦炎與牙周炎兩大類：

> ### 牙齦炎
>
> 　　屬於最初的牙周疾病，發炎範圍侷限於牙齦組織。常見症狀為牙齦紅腫出血、隱隱疼痛、刷牙時有牙齦出血現象。

牙周炎

　　當牙齦發炎症狀持續，使得牙菌斑、牙結石、食物殘渣堆積在牙齒周圍後，細菌沿著牙根表面往根尖處累積，侵犯至牙齦下方的齒槽骨及牙周韌帶，就會引發身體免疫反應，造成牙齦紅腫發炎流血，形成較嚴重的牙周炎，更有可能因此「齒槽骨流失」，牙齒開始鬆動搖晃。

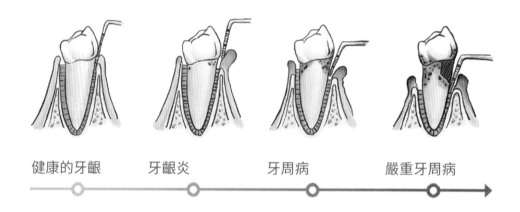

健康的牙齦　　　牙齦炎　　　　牙周病　　　　嚴重牙周病

　　因此，為避免牙周疾病，建議每天刷牙及使用牙線儘早去除牙菌斑。平時最簡易的方式是使用「牙菌斑顯示劑」來檢查潔牙狀況；但如果已產生牙結石，僅靠刷牙和牙線也很難清潔，須請牙醫以專業方式去除。

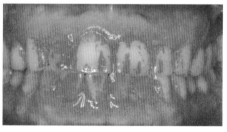

⬆ 使用牙菌斑顯示劑才能完整確認潔牙狀況。

🦷 牙周病症狀有哪些？

　　牙周病的症狀初期會有牙齦紅腫、刷牙時牙齦容易出血。由於初期症狀可能不會有明顯的疼痛感，所以很容易忽略。若置之不理，就會從牙齦炎發展成牙周病，若再延誤就醫，更有可能發展成嚴重牙周病，牙根周圍的齒槽骨逐漸流失、牙齦萎縮、牙齒開始鬆動搖晃，甚至造成牙齒脫落等症狀。

　　以下列舉幾個常見牙周病症狀，當您出現這些症狀時，即可能是牙周病的警訊或前兆，必須及早注意：

- 刷牙時牙齦流血、牙齦顏色改變 （健康的牙齦是粉紅色，變暗紅色就要小心囉！）
- 口臭、長期口腔異味
- 突發性牙齦紅腫
- 牙縫變大、牙齒鬆動搖晃、牙齒移位 （＊嚴重牙周病症狀）
- 牙齦萎縮、牙根外露，引發牙齒敏感 （＊嚴重牙周病症狀）
- 牙齒變成無法正常咬合 （＊嚴重牙周病症狀）

　　牙周病令人困擾的地方是，通常醫師只能協助患者控制病情惡化，卻很難讓流失的齒槽骨或萎縮的牙肉自然生長回來。初期的牙齦發炎或牙周病，可能僅需要清除牙結石和口腔衛教就可以改善，但是嚴重的牙周病就會需要做深度清潔或是手術，付出了時間和金錢，效果也不見得有高度預期性，可見早期發現與治療的重要。

　　接下來，會一一為大家解釋這些牙周病症狀是如何產生的，有助於您在牙周病惡化前及時注意。

刷牙時牙齦流血、牙齦顏色改變

健康的牙齦呈現粉紅色，若有外界感染的壓力，內部微血管就會擴張使血液送往該處排除入侵。初期免疫和後續產生抗體的反應是身體自然保護機能，此時牙齦可能因充血變紅，並且容易流血。情況惡化，牙齦和齒槽骨都會破壞，空洞的區域大部分會由肉芽組織填入，漸漸地看起來就可能會變成紫色且產生化膿現象。

長期「細菌感染」和「發炎」反應會產生「活性氧」，也就是牙周疾病影響全身問題的開端。所以面對鏡子刷牙時，我們可以經常自我檢測牙齦的顏色、牙齦是否容易出血、牙齦是浮腫還是紮實，關注自己口腔內的變化。

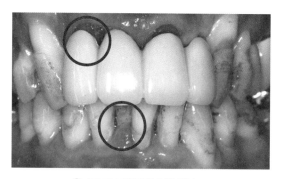

↑ 圖示牙齦明顯腫脹。

口臭

90% 左右的口臭都是由口腔問題引發。在牙科門診，通常會造成口臭的原因可能有以下：

* 口腔衛生欠佳（牙齒、牙周疾病和舌頭都可能是口臭的來源）
* 唾液分泌變少
* 抽菸

口臭與口內「揮發性硫化物」有高度正相關性，牙周病和舌苔是主要來源。所以完整的牙周治療並且維持良好口腔衛生，經常用軟毛牙刷輕刷清潔舌頭，都可以有效降低口臭問題。漱口水雖然可當作輔助，但僅初期有效，超過兩星期後則不會帶來更好的效果。

全身性疾病或其他原因佔口臭問題 10%，這部分的形成原因則可能需與耳鼻喉科或是內科會診。

突發性的牙齦紅腫

牙周病的感染屬於慢性發炎。身體的免疫力會對抗細菌入侵，平常身體狀況穩定時，免疫力與細菌達到平衡無感狀態，可能我們主觀就不會覺得因為有牙周病而疼痛不適。但是當免疫力低下時，細菌無法被抑制就可能爆發急性發炎，在牙齦的表現就是突然腫起。

而以下幾種狀況，容易導致身體的免疫力相對低下：

- 睡眠不足（熬夜）
- 感冒
- 壓力大

要留心的是，牙齦的腫脹如果暫時消退了不代表牙周就沒有問題，建議還是要讓醫師詳細檢查診斷。除了牙周問題，牙髓病變、口腔潰瘍或是其他疾病都可能有類似的症狀，唯有針對病因正確治療，才能夠真正徹底改善問題。

牙縫變大、牙齒鬆動搖晃、牙齒移位

牙周病齒槽骨流失，會使牙齒沒辦法支撐正常的咬合力量而鬆動。經過計算，咀嚼過程中牙齒負擔的力量可以高達 60 多公斤，當牙齒排列不佳、只用單

邊咀嚼或有磨牙習慣者，就有可能因咬合的問題使得單顆或局部牙齒負擔過重。

受衝擊的牙齒會開始搖晃，牙周也漸漸受損破壞，本來沒有咬合問題的牙齒，也會因為牙周病齒槽骨流失，使得該牙齒沒辦法支撐正常的咬合力量而開始鬆動。若此時因牙齦浮腫或是有缺牙問題，某些牙齒在咬合時就容易產生「過早接觸」（premature contact）和「病理性移位」（pathologic migration），進入牙周病和咬合傷害雙重打擊的惡性循環，同時影響到功能與外觀。

通常在治療這類問題時，除了牙周控制外，可能會利用「咬合調整」（occlusal adjustment）、「齒間固定」（splinting）或「咬合護套」（occlusal splint）等方式，來減輕或避免咬合問題對牙周的衝擊。

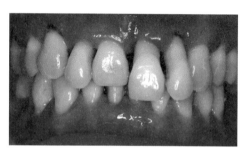

⬆ 嚴重牙周病所導致的病理性位移。

牙齦萎縮、牙根外露，引發牙齒敏感

牙醫在門診很常遇到患者覺得牙齒酸痛而來檢查。如果排除明顯蛀牙的因素，很常見到的狀況是「敏感性牙齒」或「牙本質敏感」（dentin hypersensitivity）。

牙周病常會造成牙齦萎縮與牙根齒頸部外露，引發敏感症狀。它的特色是當牙齒遇到溫度變化、酸性食物、甜食、刷牙、吹風或局部滲透壓改變時產生的酸痛不適感，這種酸痛感主要是牙本質外露所造成。

牙周病所造成的牙齦萎縮通常很難再長回來，若您發現自己或家人出現這樣的症狀，建議及早請牙周專科醫師診斷治療，醫師會根據患者的牙齦萎縮程度做手術或非手術治療建議。（請見 P318，6-5）

🦷 哪些人容易有牙周病？

　　門診中最常見的是慢性牙周炎病症，它是因牙菌斑堆積、口腔衛生不佳所造成的牙周發炎、破壞，牙齒的地基支撐破壞後導致牙齒搖動或脫落。這類疾病的發展進程較慢，並且破壞程度和細菌的累積比較有關係，而牙周炎可能發生在各個年齡層，以成年人居多。

　　不過，牙周病並不是成年人才會罹患，另一種牙周病是「青年型牙周病」或是「侵襲性牙周炎」（aggressive periodontitis），它會發生在年輕族群並且有遺傳傾向，其又可以分為兩類：

局部侵襲性牙周炎

發生在青春期居多，影響的牙齒通常在門牙和第一大臼齒。

全口侵襲性牙周炎

通常在青春期開始，發現在 30 歲左右，影響擴及全口。

　　侵襲性牙周炎破壞速度很快，並且不見得會有很多牙菌斑或牙結石堆積。這類牙周炎常是因為身體的免疫異常，在治療方面除了牙周治療流程外，效果比較難預期，因此需要更嚴密的追蹤與控制。

侵襲性牙周炎特色

- 牙床破壞速度是慢性牙周病患者的 7-10 倍，可能在 50 歲以前就面臨全口無牙的風險。
- 因有遺傳傾向且擴及堂／表兄弟姊妹，故發現診斷為侵襲性牙周炎時，建議其他家庭成員在青春期或更早就接受牙周檢查，以減低牙周破壞。

我收治的牙周患者大部分屬於年長者，但當中最年輕的患者 10 歲時就有嚴重的牙周破壞。透過「第一階段牙周治療」後，搭配抗生素輔助、加強口腔衛教，持續每 3 個月追蹤，牙周症狀才比較穩定；目前已經追蹤 8 年，沒有拔除任何一顆恆齒。

影響牙周健康的外在因素

在了解牙周病成因後，大家也必須注意一些外部因素，如生活習慣、其他慢性疾病等，因為這些都可能是加重牙周病或讓牙周病不易控制的原因。

抽菸

大多數人不知道抽菸是牙周病的危險因子，它會加重牙周病並且導致牙周治療效果變差，即便是電子菸，對身體和口腔健康的危害也很大。吸菸患者因血液循環較差，牙齦不易流血，因此容易誤以為牙周健康，錯失最佳治療時機。

糖尿病 —— 與牙周病關係惡惡循環

研究顯示，糖尿病和牙周病是雙向關係，若同時有糖尿病和牙周病的患者，治療更要「雙管齊下」，否則兩病會彼此牽制不容易控制。

糖尿病患者體內的糖化終產物 （AGE：advanced glycation end-product）所產生的發炎反應和很多血管病變有關，也使得糖尿病有全身性的併發症。除了神經病變、視網膜病變、腎臟病以外，牙周病也被公認為糖尿病的併發症之一；在臨床上，糖尿病患者的牙周修復與傷口癒合能力確實比較差。

牙周病也會增加糖尿病患者的胰島素阻抗 （insulin resistance） 現象，這會干擾血糖正常下降，使得糖尿病更難控制。

美國和歐洲牙周學會聯盟曾在 2013 年提出以下聲明：

- 糖尿病患者應被告知有併發牙周病的風險，同時建議接受完整的口腔檢查。其可能會有其他口內併發症，例如口乾症、念珠菌感染等。
- 牙周病患者或是有糖尿病危險因子的狀況，可建議患者至內科做更詳細的檢查或治療。

藥物副作用

某些內科用藥會有牙齦增生的副作用，例如下列藥物：

- 鈣離子通道阻斷劑 （calcium channel blocking agents）：常見於高血壓患者的長期用藥，例如脈優（norvasc）。
- 抗癲癇藥（anticonvulsants）：例如 phenytoin （「癲能停」dilantin）。
- 抗排斥藥：例如環孢靈（cyclosporine）。此類免疫抑制劑常用於器官移植患者。

上述藥物通常服藥 1-3 個月容易有副作用；牙齦腫大後若同時口腔衛生不佳，就可能進入發炎更嚴重、更腫脹和牙周病的惡性循環。若有這類情況，首重

改善口腔衛生，應確實刷牙及使用牙線、牙間刷清潔牙縫，半年定期至牙科檢查。若內科不建議停藥換藥，則必要時進行第一階段全口牙周治療或牙周手術。

🦷 造成牙周病不易控制的其他因素

已經不密合的牙齒填補物質或假牙

主因是它會造成治療或是清潔的死角，因此有些情況醫師會建議先拆除某些假牙，再進行徹底治療。此狀況可比喻成床底下的灰塵不容易清潔，與其在四周清除灰塵，不如把整個床板移開比較容易徹底清潔的概念。

以下是幾種常見的狀況：

- 牙套邊緣較深入牙齦溝，侵犯「生物寬度」，導致牙齦發炎出血沒辦法改善。

　牙齒的周圍被牙周組織包覆，齒頸部是與外界接觸的地方。早在 1961 年，學者 Gargiulo 的研究就發現牙齦溝底部和齒槽骨會有一定的距離，平均值是 2.04mm；包括上皮附著（epithelial attachment）0.97mm 與結締組織附著（connective tissue attachment），此稱作生物寬度（biologic width）。但其會有變異性，範圍約是 0.75 ～ 4.3mm。

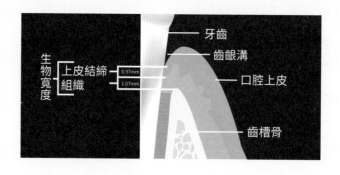

在牙科的定義裡，當我們補牙或製作假牙時，會盡量尊重這個天然距離，避免補牙或假牙和牙齒接合處侵犯到生物寬度。通常接合處很深時，可能會產生慢性疼痛、牙齦發炎或是齒槽骨吸收的狀況。

- 二次蛀牙不密合於牙根表面，會造成牙菌斑堆積，加重蛀牙與牙周的問題。

- 固定假牙或牙橋因為角度妨礙，或者阻擋到超音波洗牙或牙周刮刀深入牙周囊袋清潔時，會成為治療死角而影響治療效果。

這時候，通常是先把舊假牙拆除換成臨時假牙，臨時假牙會盡量密合且留有空間讓牙間刷通過，以利於牙周恢復。並且臨時牙可以在治療時卸下，治療完黏回，待牙周整體治療後，牙周在相對健康的狀態，再開始製作正式假牙。

齒列不整

牙齒排列不整齊會使得食物殘渣容易阻塞在牙縫裡，清潔不易造成牙菌斑累積，進而產生齲齒與牙周病問題。在齒列不整處的牙周破壞特別嚴重是常見案例。

缺牙不補也會導致牙齒位置變化及排列改變。不包含智齒，每個人有 28 顆牙，但缺了一顆牙的影響絕對不是 1/28 的問題；當齒列不整時，所有的牙齒及咬合咀嚼都會受到影響，最後增加重建的複雜度和困難。

智齒

根據研究指出，第二大臼齒的牙周健康和智齒也有關係。瑞典研究機構發表於 2019 年 3 月份的美國牙周醫學會期刊，研究「拔除智齒對相鄰第二大臼齒牙周健康的影響」，結論指出：拔除第三大臼齒（智齒）能改善第二大臼齒

遠心端（後方）的牙周健康，也使牙周比較容易清潔。

　　但有牙周病史、拔牙之前牙周囊袋就很深、年齡較大的患者復原能力較差，容易在智齒拔除後有殘存的深牙周囊袋，需特別注意，因此，我通常會建議依照患者自己的清潔能力來決定是否拔除。如果位置太後方清潔不到，並且對咬合沒有幫助的智齒則會建議拔除，這對於鄰牙來說是一種預防性的處置。

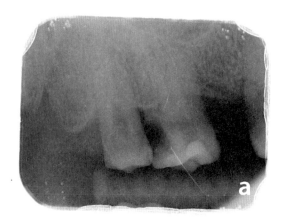

⬆ 案例：右上智齒干擾第二大臼齒清潔，導致遠心處深度齲齒。

1-2
沒痛就是沒病？牙周病正確治療時機

一定要及早治療的牙齒疾病

在前一節有提到，牙周病初期症狀並不顯著，也可能不會有明顯的痛感，但這都在無聲無息中漸漸掏空你牙齒的地基。

大家容易忽視牙周病的原因，就是初期不見得會疼痛因而導致延誤，直到嚴重的病症出現，例如咬合不適、牙齒搖晃或甚至牙齒脫落，才警覺該就醫處理。然而，當出現嚴重的牙周病症狀時，通常已經是牙周病末期，治療效果都會比較不理想或仍需要拔除患齒；患者也可能因缺牙關係，需要額外的預算做植牙或其它牙齒重建功能，令人後悔莫及。

因此，當有牙周病相關症狀出現時，可能就是牙周病的警訊或前兆，建議還是讓專業的醫師檢查診斷，才能及早控制與安排治療。而本書的後續章節，也會針對不同年齡患者的輕微、中等、嚴重牙周病提供治療和植牙案例解說，讓大家更了解牙周病的治療程序。

1-3

牙周病常見迷思

🦷 牙周病請牙醫洗牙就可以？

「醫師說我有牙周病，我覺得不需要治療，只要好好刷牙或請牙醫把牙齒洗一洗就可以了……」

「牙周病不用處理，因為治療了也不會好，只是花錢受罪……」

很多被醫生診斷出牙周病的患者，都曾出現過以上的觀念想法。然而，牙周病患者的牙菌斑和牙結石大多數都**不能靠刷牙或是一般例行性洗牙去除**，因此若沒有下定決心好好治療，是不可能恢復牙齒健康的。此外，若患有牙周病，建議**一定要給牙周病專科醫師做完整檢查、精確診斷與全面治療**。

牙周專科醫師與一般牙醫師有什麼差異？相信大多數民眾都不甚了解。牙周專科醫師是經過牙周病專業訓練，具備獨立診斷與治療能力的牙醫師。除了大學六年基本教育，還要額外接受三年的臨床專科訓練及發表文獻至學會專屬刊物，再接受學會的筆試口試核可通過，才能成為臺灣牙周病醫學會專科醫師。目前學會的專科醫師約有 500 位（2023 資料）。

全台約 1 萬 6 千多名牙醫師中（112 年 10 月資料），有專科醫師資歷的比例並不高。為順應世界潮流，提升牙科教育與醫療水準，106 年底衛福部將牙科分科制度修正增加到十個次專科，目前牙周病科已成為衛福部部定專科。

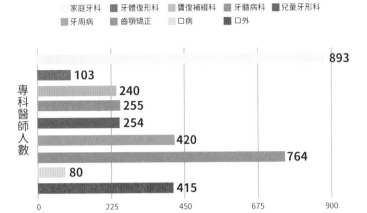

108年專科醫師人數調查

圖例：家庭牙科　牙體復形科　贋復補綴科　牙髓病科　兒童牙形科　牙周病　齒顎矯正　口病　口外

專科醫師人數：

- 103
- 240
- 255
- 254
- 420
- 764
- 80
- 415
- 893

⬆ 108 年專科醫師人數調查，牙周專科醫師僅 400 多位。

如何找到牙周病專科醫師？

　　您可以透過衛福部的相關連結或「臺灣牙周病醫學會」（Taiwan Academy of Periodontology） 官網查詢牙周專科醫師名單，尋找住家附近的牙周專科醫師看診。為您從初診開始做詳細的牙周病全口檢查、診斷，並針對每個人的狀況制定專屬牙周病治療計畫。

臺灣牙周病
醫學會專科醫師

🦷 患齒拔掉沒關係，換成植牙就一勞永逸？

　　根據調查指出，25 歲到 39 歲的國人缺牙率有 45％，而用人工植牙修復缺牙是不少人會選擇的方案。然而，植牙後難道就一勞永逸了嗎？答案是錯的！做完植牙、全口重建後更要注意牙周照護，以免得到「植體周圍炎」，帶來其他牙齒健康問題。

　　植牙也會有植牙的牙周病，稱為「植體周圍炎」。若有牙周病、抽菸、口

腔衛生不良、植牙後未定期回診檢查維護，都會提高其風險，嚴重時可能需要移除植體。因此，植牙完成只是一個階段，完成後也一定不能忽略定期檢查和口腔清潔的重要性。（請見 P214，5-2）

🦷 有牙周病的人沒辦法做矯正或植牙？

牙周病植牙與美觀重建

牙醫的目標早期在治療疾病和恢復咀嚼功能，但隨著民眾對「美」的需求與要求變高，牙科治療的領域提升到除了健康以外，還要顧及美觀。也因為如此，愈來愈多人選擇陶瓷材質的牙冠或假牙進行植牙、全口重建，取代之前常用的金屬材質。

而美容牙科其實不是一個牙科的次專科，它的範圍很廣，可能包含數個專科的治療；有時複雜的案例更需要整個醫療團隊有良好的配合才能成功。

在做美觀重建之前，我們會建議徹底評估患者整體的牙周或缺牙狀況。如果有牙周病症狀建議先控制，並且改善患者的口腔衛生；最根本的問題獲得解決後，再進行牙齒的美觀修復（植牙、全瓷冠、牙齒貼片等）。**有健康的前提，患者口內的成品才可能長期穩定耐用。**

若您因嚴重牙周病面臨缺牙或植牙情況，想知道牙周病能不能植牙？成功率高不高？請參考我從牙周病專科醫師和植牙專科醫師的角度，分享牙周病植牙存活率和後續維護的重要性。（請見 P209，5-1）

1-4
你是容易有牙周病的族群嗎？

🦷 體質也是影響牙周病的關鍵

雖然牙周病的病因是牙菌斑，但在門診也常見即使口腔衛生不良，牙周組織卻沒有明顯破壞的族群，而有些人卻年紀輕輕就罹患嚴重牙周病。這是因為牙周病除了牙菌斑之外，患者的「體質」也會有很大的影響。

所謂的「體質」，包括先天、遺傳、基因等，門診若見到患者罹患嚴重牙周病，我們也會詢問他的兄弟姐妹、父母是否有牙齒鬆動、缺牙問題。有時一經詢問，或許有好幾個親戚也需要接受牙周病的檢測或治療，這個特點和「家族性大腸瘜肉症」雷同。

家族性瘜肉

家族性瘜肉（FAP:familial adenomatous polyposis）是一種染色體顯性遺傳疾病，在大腸和直腸中存有大量瘜肉。若沒有介入治療，癌變機率極高。研究指出，父母親若罹患大腸瘜肉症，其子女也患有的機率高達50%。

牙周病並非成人才會罹患，還有兩類好發於青春期的「青年型牙周病」、「侵襲性牙周炎」，其通常也會有遺傳傾向（請見 P21，1-1），因此從小做好牙齒清潔保健與定期追蹤非常重要，才能遠離牙齒健康的危害。

1-5
99% 抽菸的人都有牙周病？

在前面的章節曾提到，「抽菸」是牙周病的危險因子，這個章節再特別針對抽菸解析。抽菸不但會加重牙周病的嚴重程度，也會使治療效果變差！在諮詢時，我們會特別備註病患每天抽菸的量，因為這個習慣會影響到牙周病患齒的預後，也可能會影響到關於拔牙的決策，甚至全口的治療計畫都可能和沒有菸癮的患者不同。

香菸中含有多種有害物質，包括：

* **尼古丁（Nicotine）**：損害免疫功能、降低抵抗力，影響牙周正常生理功能。
* **多種揮發性化學成分**：對牙周組織造成慢性傷害。

根據醫學研究報告顯示，吸菸帶來的損害如下：

* 血液循環變差，免疫能力變弱。
* 唾液分泌抑制，減少唾液清潔的作用，較容易產生牙垢和牙結石。
* 吸菸者比不吸菸者得牙周病的機率約高 2.6 ~ 6 倍，並且有高達 4.7 倍的機率有嚴重齒槽骨破壞。
* 影響牙周病治療效果與傷口癒合速度。
* 菸抽得愈多，牙周病風險跟著上升，愈容易提早失去牙齒。

抽菸可能有一時減輕壓力或是精神放鬆的效果，但代價卻是無法挽回的健康，衡量得失後非常不划算。若想要有健康的牙周，建議現在就開始戒菸！

　　很多人會問，選擇近年流行的電子菸是不是比較無害？事實上，電子菸對身體和口腔健康的危害也很大。其由電能驅動霧化劑，經由填充式的菸液產生煙霧，大部分含有尼古丁、甲醛（福馬林）及其他對身體健康危害的物質，和香菸一樣都會造成二手菸和空氣污染危害。根據相關研究，電子菸對口腔健康的危害包含：

- 有毒物質直接造成細胞受損、免疫力低下、組織修復能力降低影響傷口癒合。
- 造成黏膜下纖維化（癌前病變）。
- 細菌量增加造成蛀牙和牙周病。
- 口乾及菸垢使牙菌斑容易堆積與蛀牙率增加。
- 牙齦發炎、牙周病更加嚴重，且牙周治療效果變差。

1-6
牙周病和全身健康的關聯

　　國人牙周病盛行率高達九成以上，口腔問題被大多數人輕忽，主要都是小看了牙周病菌的危害，以及沒有養成定期牙齒檢查的習慣。事實上，許多國內外研究報告都指出牙周病除了是造成缺牙的主因外，更會影響身體其他部位，**嚴重牙周病更可能造成糖尿病、腎臟病、心血管疾病、偏頭痛，甚至罹癌的可能。**

　　因此，再次提醒千萬不要輕忽口腔與牙周保健，有良好的牙齒清潔習慣、定期做牙周／牙齒檢查，才不會讓身體健康出狀況！

健康的牙齒＝健康的身體

牙齒不健康可能會導致哪些問題呢？

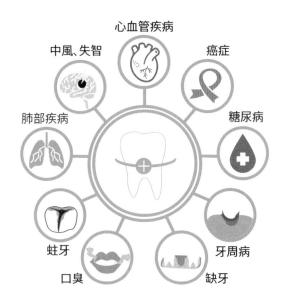

心血管疾病
中風、失智
癌症
肺部疾病
糖尿病
蛀牙
口臭
牙周病
缺牙

↑ 牙齒健康與全身健康息息相關。

🦷 口腔健康和糖尿病控制互相影響

牙周病會增加糖尿病患者的胰島素阻抗（insulin resistance）現象，干擾血糖正常下降，使糖尿病更難控制（請見 P22，1-1）。

在美國，大約有 1/10 人口比例患有糖尿病，台灣的數據也雷同，且估計患病人口會一直增加。而美國醫療機構內科部門在追蹤糖尿病患者時，口腔狀況也是例行檢查項目之一，其與口腔健康的影響關係包括下列幾項：

- 糖尿病患者罹患牙周病的風險是一般人的 3 倍。
- 高血糖狀態會造成全身發炎問題（包含牙周炎），也使得胰島素抗性（insulin resistance）增高。
- 控制牙周病同樣對於控制血糖有幫助。

因此，在糖尿病的治療上也有三大目標：

❶ 控制血糖值
❷ 解除症狀
❸ 預防併發症產生

根據研究顯示，糖尿病和牙周病具有雙向關係。糖尿病的控制與否會影響牙周病治療預後；牙周病發炎的嚴重程度改善也能促進糖尿病控制，因此有糖尿病的病友也不要忘了接受牙周專科醫師專業檢查或治療。

🦷 慢性腎臟病、糖尿病和牙周病的三角關係

通常慢性腎臟病階段共有五期，代表的是腎功能殘餘的狀況。期數愈高腎功能愈差，致死風險提高。

英國流行病學研究 2016 年發表於歐洲牙周學會（European Federation of Periodontology）的內容，曾討論到牙周病和慢性腎臟病的關係。此份研究統計第三期到第五期的患者牙周疾病與致死率的相關性，平均追蹤 14.3 年後，發現患有牙周病者的致死風險提高大約 10%（32% 提升至 41%）。長期慢性發炎被認為是此關聯性的主因，故若相關機轉能確立，慢性腎臟病患者的牙周狀況也應被納入其健康照護的一部分。

台灣洗腎率在全球名列前茅，健保支出超過 500 億，費用佔比最高，糖尿病和牙周病又分居第二名和第三名。在慢性腎臟病患中，大約有一半源自於糖尿病，而牙周病又被認為是糖尿病的併發症之一，血糖控制和牙周控制狀況會雙向互相影響，故慢性腎臟病和糖尿病、牙周病有一定的相互關係。台灣研究發表在美國醫學期刊顯示，**「血糖控制狀況」和「牙周囊袋篩檢」是診斷預測慢性腎臟病惡化的指標。**

🦷 牙周病會影響心血管疾病

動脈粥狀硬化

2023 年國人十大死因中「心臟疾病」和「腦血管疾病」分別排名第二及第四，這兩種疾病都與動脈硬化有關。它在心臟會造成心絞痛或心肌梗塞的併發症；在身體其他地方則可能產生中風、動脈瘤或是缺血截肢等後遺症。

「動脈粥狀硬化」簡單來說就是血管壁變厚、變硬，它可以形容成血管老化的程度或血管年齡，是威脅健康的潛在殺手。其危險因子包括高血壓、糖尿病、高血脂症、抽菸、肥胖、酗酒及其他因素，造成身體血栓，導致心肌梗塞

或腦中風。「腦血管疾病」和「心臟疾病」都可能致死,而身體其他處血管阻塞也可能使該處出問題。

　　牙周病菌隨血流入侵血管,也會被視為異物引發免疫反應。膽固醇和脂肪堆積造成動脈粥狀硬化而感染發炎的產物也會沉積,漸漸血管壁變得狹窄、脆弱,嚴重時遭遇刺激即容易破裂。美國心臟協會(American Heart Association)曾報導在中風患者腦部發現口腔細菌;此外相關研究也說明動脈粥狀硬化與牙周致病菌有關。

　　牙周病和動脈硬化的兩個主要關聯:

❶ 長期慢性發炎間接使得血管內壁破壞。
❷ 口腔細菌隨血液循環在其他部位被發現,細菌直接感染破壞血管壁。

　　因此美國和歐洲的牙周學會聯盟曾在 2013 年提出三點聲明:

❶ 牙周病是急性心血管疾病的危險因子。
❷ 牙周病人若同時有心血管疾病危險因子(高血壓、抽菸、肥胖),
　 則建議內科醫師列入評估。
❸ 完整的牙周病治療也建議改變生活型態(健康飲食、戒菸、運動)。

　　英國研究也在 2019 年 9 月歐洲心臟學會期刊(European Society of Cardiology)發表中指出,牙周疾病和高血壓有關聯:「中度至嚴重牙周病患者和牙周健康的人比較,平均收縮壓高 4.5mmHg,舒張壓高 2mmHg,顯示牙周病愈嚴重,平均血壓愈高;牙周病嚴重者,高血壓的風險提高 49%。」不要小看這樣的差異性,平均血壓增加 5mmHg,心肌梗塞或中風致死的風險就會提升 25%,由此可見口腔照護的重要性。

口腔衛生會影響心血管循環系統

美國心臟醫學會網站在 2018 年 11 月的報導指出：

❶ 引用自日本學者研究：每天刷牙不到 2 分鐘且少於兩次的族群，心臟病、心臟衰竭、中風的風險高於口腔衛生佳者達 3 倍。

❷ 同時，也引用義大利學者文獻：牙周狀況不佳會導致高血壓控制變差。

❸ 心臟瓣膜疾病的風險會增加。

血管內皮細胞（endothelial cell）位於血管內壁，介於血液和血管壁之間，能調節血管舒張、保護血管功能正常與血流順暢。若血管內皮細胞功能失調，易產生「動脈硬化」、「血栓」和「心血管疾病」等問題。高血壓、糖尿病、抽菸都是產生內皮功能障礙（endothelial dysfunction）的危險因子。而日本廣島大學在國際心臟學期刊（International Journal of Cardiology）發表的研究文獻指出：血管內皮功能障礙和口腔衛生不佳、刷牙頻率太低，或是刷牙時間太短都是有關聯的。

細菌會隨著血流到身體各處

口腔細菌種類多達 700 種以上，若口腔衛生不佳例如有牙周病等，會有較高機率在飲食或刷牙時流血，產生「菌血症」。高量細菌隨血液流到心臟造成感染，常見的心內膜炎細菌確與口腔細菌牙菌斑相關，因此，完整的牙周治療與改善口腔衛生降低發炎與菌血症，才能有效預防其他身體疾病。

「感染性心內膜炎」和口腔健康的關聯

口腔細菌影響心臟的疾病主要有兩類：動脈硬化、感染性心內膜炎。細菌造成心內膜炎的感染主要是在心臟瓣膜和心臟內膜表面，嚴重時可能會造成心

臟穿孔或衰竭，以及全身其他處發生問題，屬於高死亡率的疾病。

　　依照美國心臟學會的建議，若有以下病史，建議在牙科治療術前投以抗生素預防感染性心內膜炎：

❶ 有裝人工瓣膜者。

❷ 曾有心內膜炎病史者。

❸ 心臟移植且瓣膜功能不正常者。

❹ 先天性心臟疾病未矯正，或在矯正術後半年內。

　　關於牙周病細菌引發心內膜炎，台大醫院也曾在 2008 年發表特殊案例。患者因為嚴重心內膜炎感染無法修補而不得不先摘除心臟，等待捐贈者心臟期間用葉克膜維持生命達到 16 天，第二次手術接受心臟移植成功。其感染的原因指向「牙周病」，為口腔中的鏈球菌隨血流進入體內而侵犯並破壞心臟。而預防牙周病最好的方法，就是正確的口腔衛生清潔，並定期至牙醫檢查。

🦷 牙周病會影響呼吸系統疾病

　　2023 年國人的十大死因第三名是「肺炎」。在與牙周病相關的兩項呼吸系統疾病中，分別是「慢性阻塞性肺部疾病」（COPD:chronic obstructive pulmonary disease）和「肺炎」（pneumonia）；某些肺部伺機性感染細菌，也源自於口腔。

　　在台灣的研究指出，牙周治療明顯降低 COPD 嚴重併發症（急診、住院、加護照護）的發生率，經過牙周治療者死亡風險也降低 37％，可見口腔疾病對於呼吸系統的重要性。而西班牙研究也顯示，同時患有 COPD 與牙周問題的人口比例，高於沒罹患 COPD 的族群。

　　口腔細菌可能是造成吸入性肺炎的元兇之一，依據美國牙周病醫學會期刊

指出：細菌性肺炎通常是由口咽部的細菌嗆入呼吸道和呼吸器官。當患者的免疫能力不足，無法自行排除細菌，漸漸地細菌就可能增長數量和引發感染。

嚴重感染常是厭氧菌造成。口內牙菌斑可能是主要感染來源，特別是牙周病患者。另外，長期臥床老人、接受呼吸器治療者、免疫力差、容易嗆咳或有吞嚥問題者若又疏於維護口腔衛生，就是這類呼吸系統疾病的高風險族群。要避免這方面問題，一定要把牙周病控制穩定，且有良好的口腔衛生習慣。

🦷 牙周病會造成失智症

長谷川嘉哉是日本腦神經內科與失智症專科醫師，已診治超過 20 萬名失智症患者。他察覺到失智症和牙齒、口腔環境的關聯，在其著作《35 歲開始，牙齒決定你的後半生》（遠流出版）曾提出「護牙護腦」的觀念，他的失智症門診也會與牙醫師、口腔衛生師聯合治療，在預防、改善失智症獲得相當成效。

良好的咀嚼對於大腦有回饋作用能防止老化。另外，因為口腔細菌會隨血液流至全身，也可能被吸入或吞入，因此升級自己的刷牙技巧與習慣，都能夠降低全身疾病的風險，省下大筆的醫藥費用。（請見 P350，7-2）

牙周細菌與阿茲海默症有關聯 ?!

高齡社會中常見失智症造成健康的威脅，其中阿茲海默症約佔失智症的60%-70%。近年台灣、日本、歐美針對阿茲海默症和口腔細菌的關聯性有很多的研究；2017 年，台灣中山醫學大學口腔醫學院張育超院長與陳昶愷醫師的研究論文，更針對數據指出 10 年以上慢性牙周病患者，發生阿茲海默症的風險比沒有牙周病的人高出 1.707 倍。

日本的長壽醫療研究中心利用動物實驗，指出牙周病菌的毒素會使類澱粉蛋白 β 囤積，造成腦神經細胞逐漸壞死，惡化阿茲海默症症狀。而挪威University of Bergen 臨床科學研究部門 Piotr Mydel 近期也有類似的報告，

牙周病主要細菌 Porphyromonas gingivalis（P.gingivalis）移到腦部時，經過一連串的效應會惡化成阿茲海默症，他們正嘗試在這方面開發新藥。

🦷 牙周病與類風濕性關節炎的關係

類風濕性關節炎（RA:rheumatoid arthritis）是一種自體免疫疾病，它在關節處持續慢性發炎會造成關節紅腫疼痛，並且破壞關節處骨頭與軟骨，導致關節腔狹窄，最後在手部或多處關節造成磨損與變形。其在台灣盛行率約是千分之四。

抗環瓜氨酸抗體（ACPA：anti-cyclic citrullinated peptide antibody）在近年來診斷此病有很大的進展，它可以在臨床症狀出現前和疾病初期就幫助診斷，此抗體出現也可以代表類風濕性關節炎疾病的嚴重程度。

美國醫學會雜誌（JAMA）在今年的論文指出，在還沒有發生關節炎前，anti-CCP 陽性者的牙周病與牙周病主要細菌（Porphyromonas gingivalis）比率較高，顯示出牙周病與類風濕性關節炎的某種關聯性。

另一方面，因類風濕性關節炎診斷不易，此疾病常常都是用臨床表現來判斷。但如果沒辦法提早治療，患者病況惡化嚴重時會造成殘障後遺症。

傳統的兩種檢驗方式是檢驗類風濕性關節炎因子（RF）或使用抗環瓜氨酸抗體（ACPA），但超過三成的類風濕性關節炎患者對於 RF 或 ACPA 卻呈現陰性。

中國醫藥大學蔡嘉哲教授團隊發現從牙周致病菌找出的胜肽，可以用來診斷類風濕性關節炎之抗原。此新式檢查法能有效提高類風濕性關節炎的陽性檢測率，該機構也因這項研究成果獲得今年第十六屆國家新創獎殊榮。

🦷 牙周病恐造成早產或新生兒體重偏低

早在 1996 年美國的研究即指出，牙周病和早產及新生兒體重偏低的相關性。口腔細菌會隨著全身血液循環至羊水，並且發炎物質可能造成子宮收縮及胎盤供應胎兒的養分受到影響，造成早產或是新生兒體重偏低。

近期的研究也顯示，發生早產的婦女其牙周問題的比例較高（約 45%）。根據美國牙周病醫學會的建議，因為懷孕期內分泌的變化，牙齦發炎的機率會比較高，更應該加強口腔衛生和定期檢查。

而自古以來有一說法：「生一胎小孩少一顆牙」，這部分是錯誤的資訊。孕婦在懷孕期間做好口腔保健非常重要，口腔檢查也應列入產前醫療照顧的一部分。為加強懷孕婦女的口腔照護，健保署也將懷孕期間洗牙次數放寬為每 90 天一次（一般是 180 天一次），以維護孕婦的口腔衛生。

🦷 牙周病與偏頭痛的關聯

美國牙周病醫學會雜誌（Journal of Periodontology）在 2019 年 5 月的論文中指出，牙周病引起發炎反應時，血液中的 CGRP（calcitonin gene-related peptide）會增加。CGRP 是在偏頭痛研究領域中很重要的一種物質。會有這樣的研究結果，顯示牙周病和慢性偏頭痛可能有某種關聯性，但實際機轉尚需進一步研究釐清。

🦷 牙周病與皮膚病的相關性

2019 年 7 月美國皮膚科期刊指出，「乾癬」（俗稱牛皮癬或銀屑病）的嚴重程度竟然和口腔狀況互有關聯！

乾癬是一種免疫相關的皮膚疾病，多數終身無法治癒。此會造成皮膚慢性發炎，身體各處容易反覆長出隆起的紅色脫屑斑塊，部分患者會併發關節炎。

學者發現，牙周狀況欠佳或是非常差的患者，乾癬症狀更為嚴重，而有食用水果習慣者，症狀會比較輕微。口腔健康因素如何影響乾癬症狀，是目前學者們正深入研究的目標。

🦷 從牙周狀況預測後半生「健康」或「衰老」

恆牙齒列從 6 歲左右開始生長，10 歲之後乳牙全部換完，從此開始的幾十年我們每天都是用恆牙咀嚼進食。30 歲以前常見缺牙原因多與蛀牙相關；但是到了 40 歲以後，因牙周病導致缺牙的比率則愈來愈高。

北歐、日本平均壽命較長的先進國家，在口腔衛生的要求與政策都非常嚴格。這或許也可以解釋為何嚴重牙周病、缺牙比率很高的開發中國家，過了 30 歲就老化得很快，從牙齒的狀況很實際地反映出了身體的狀況。

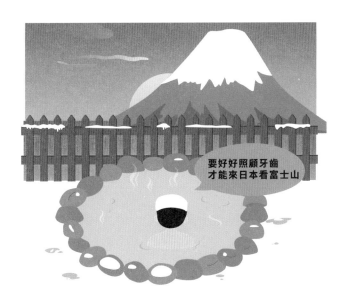

長期慢性發炎會造成「發炎老化」（inflammaing），牙周細菌與毒素會隨血管循環到全身各處，造成持續性的慢性發炎反應與血管受損。在白血球對抗細菌時，會產生有傷害性的「活性氧」（ROS: reactive oxygen species，屬於自由基的一類），此物質會使身體不論是內臟器官或外在加速老化。如果想要「減緩老化、延年益壽」，一定要想辦法維護口腔健康，延長牙齒的壽命。

想要身體健康，口腔維護才是重點

　　身體各系統環環相扣，牙齒牙周狀況與老年疾病有很多連結：包括心臟病、高血壓、甚至是性功能障礙等，都有研究指出其關聯。嚴重的口腔問題確實是很多身體疾病的警訊與危險因子。完整口腔的檢查，除了牙齒的問題，也可能發現到有口腔癌、自體免疫疾病、關節炎、營養不良、肝臟問題等。因此中老年的口腔衛生一定要重視。以下是給老年人與其看護者的建議：

❶ 重視基本清潔：使用牙刷、牙線、牙間刷清潔牙齒。
❷ 適度用氟：針對齲齒率高者，可用含氟牙膏或是氟膠防蛀。
❸ 禁菸和飲酒適量。
❹ 內科諮詢：許多藥物會有口乾的副作用，這可能會增加齲齒或口腔
　感染的機率。
❺ 定期口腔檢查。

1-7
牙周病可能增加罹癌風險？

　　許多研究投入在牙周病是否與癌症有關，目前的共識是並沒有明確的因果關係，但在美國的研究發現，患有嚴重牙周病者或全口無牙者，罹癌的風險比較高，包含肺癌、大腸直腸癌都超過兩倍。

　　牙周致病菌在癌前病變和癌症處常被發現。雖然原因未知，但是研究人員認為細菌會被吸入、吞入或從口內進入血液循環擴散至全身。近期芬蘭與瑞典的研究機構合作，學者也指出令人驚訝的發現：某些癌症的形成竟然和牙周疾病有關聯，特別是胰臟癌。

　　2017 年 11 月赫爾辛基大學在英國癌症期刊的發表中指出，造成牙周病的細菌之一 Treponema denticola 和某些癌症的形成有關。可能的原因是細菌毒力因子（Virulence Factor）會從口腔擴散至全身，參與癌症破壞身體組織的機轉。

嚴重牙周病會提高肝癌風險

　　消化系統的癌症包括食道癌、胃癌、口腔、大腸直腸癌、肝癌或胰臟癌等。在英國的統計，口腔健康狀況和大部份的消化道癌症並無直接關聯，但當有嚴重牙周相關症狀時，罹患肝癌的風險會提高 75％。目前這個關聯性的機轉尚不清楚，但被認為可能和某一種牙周細菌有關 (Fusobacterium nucleatum)，需要更進一步的研究。

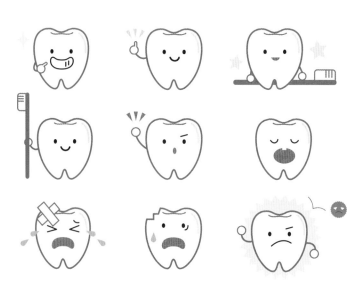

第 **2** 章

牙周病
該如何徹底治療？

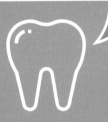

2-1
牙周病的正確治療流程

在牙周病的治療上，通常會有兩大目標：

① 清除牙菌斑、牙結石、控制發炎。
② 減少及修補因牙周病缺損的牙周組織，以便於日常清潔維護。

牙周病治療一般分成四階段進行。患者來到診間後，我們會協助患者做全口檢查，先進行牙周病治療的初診篩檢， 一旦發現有牙周病症狀需要接受治療時，會進入完整的牙周病治療程序。

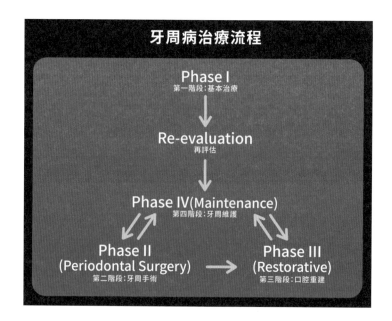

🦷 第一階段：牙周病基本治療

治療前會先進行完整的口腔檢查與記錄（含全口牙周囊袋測量及 X 光片）、分析診斷，擬定牙周病治療計畫。第一階段治療為非手術性的牙齦下刮除術及牙根整平術，主要是透過超音波洗牙，以及牙周器械去除牙肉底下的牙菌斑、牙結石，和受細菌侵犯的部分牙根表面，使牙根表面恢復乾淨，改善發炎現象，以利牙周組織修復生長。

大多數的患者在經過第一階段治療後，就能達到大部分的病情控制而不需要立即進行牙周手術，但仍須定期回診做牙周保養維護，在這階段，最重要的是要有良好口腔衛教和戒菸。

🦷 第二階段：牙周病手術治療

經過第一階段的基本治療及口腔衛生教育，大約 2 個月後我們會做治療後的總檢查，也就是所謂的「再評估」。有些較為嚴重的牙周病無法於基本治療下控制，就需藉由牙周手術的方式將藏在牙周囊袋深處的牙菌斑與牙結石完全清除。

牙周手術包含了「牙周翻瓣手術」、「骨修整手術」及「牙周再生手術」，手術目標是重塑或恢復牙周組織、改善牙周環境、減低或消除牙周囊袋，去除原本的清潔死角，醫師與患者才能夠達到定期及日常維護清潔。

牙周病手術雖可達到治療效果，使牙周組織恢復健康，但傳統上破壞的牙周組織無法再生，會使牙齒功能受到影響。若評估條件許可，可採取牙周再生手術，將人工骨粉及再生膜等生物材料植入牙周缺損的部份，誘導牙周細胞再生、修復受損的齒槽骨，使功能減退的牙齒增加其穩定度及支持力。

🦷 第三階段：牙齒功能重建

當牙周病進入穩定階段，可視情況評估進行植牙、咬合功能重建、牙齒矯正、牙周整形手術或假牙贋復。在這階段，有些患者可能需要透過陶瓷貼片、全瓷冠牙套或 3D 齒雕進行牙齒的美容贋復，來進一步恢復牙齒的功能與美觀重建。

由於牙周病患者容易併發齒列不整或牙齦萎縮、牙縫大等美觀問題，有時可採取「數位全瓷美學療程」。關於功能與美觀重建包含人工植牙或是相關的療程細節和修復案例，將在後續的第五章和第六章介紹。

🦷 第四階段：牙周維護治療

牙周病第一階段或第二階段的治療期常常較被注意，卻忽略後面的維護和保養是同等重要。研究發現，牙周致病細菌在每生長 3-4 個月後會再達到高峰，威脅到牙周組織。因此經過積極的牙周病治療後，牙周病專科醫師會建議患者每 3 或 6 個月回診，定期清潔牙結石、追蹤牙周狀況。唯有規律良好的維護，牙周病才會維持穩定並且延緩惡化。

2-2
牙周病健保給付跟自費治療有何差別？

　　牙周病治療的費用是許多牙周病患者關心的問題，也是我們在諮詢時一定會和患者討論到的資訊。病友們在門診經過檢查診斷後，醫師便會擬定治療計劃，並與患者溝通牙周病治療的方式，此時最常被患者詢問：「我的治療是有健保給付的嗎？」或是「哪些牙周病治療療程需要自費？」

　　以下我幫大家整理了一些診間常見的牙周病治療費用相關問題，讓大家了解牙周病治療各階段中，台灣健保給付的項目與自費項目各有哪些？以及這些自費項目對牙周病治療效果的影響，同時也會介紹什麼是「牙周病統合照護計畫」。

自費治療與健保給付項目有哪些？

　　牙周病治療的相關費用中，常見的**自費項目**有以下種類：

* 牙周抗生素凝膠、牙周炎凝膠
* 因美容目的而作的牙周整形手術：牙冠增長術、牙齦自體移植、結締組織移植
* 牙周組織引導再生手術（含有骨粉、再生膜）
* 牙周去敏感治療
* 牙周雷射治療或牙周病水雷射治療
* 牙面色素去除

牙周病**健保給付**項目則包括以下這些治療項目：

- 牙結石清除（洗牙）
- 牙周病緊急處置
- 牙周敷料
- 齒齦下刮除
- 牙周骨膜翻開術
- 牙齦切除

牙周病治療費用在「牙周病初期」多有健保給付。事實上，健保從民國84 年 3 月開始對於牙周病治療就有相關的給付，在門診最常執行的就是「牙結石清除」（也就是俗稱的洗牙）。通常被診斷為「慢性牙齦炎」或是「輕度牙周炎」的患者，我們就會執行這個項目合併口腔衛教，建議患者半年一次定期檢查。

在牙周疾病初期，可以依賴健保解決。下圖以健康的牙齦與「輕度牙周炎」來作比較，在此時期，齒槽骨尚未明顯破壞，或是僅初期破壞。

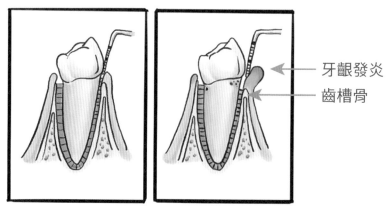

牙齦發炎
齒槽骨

⬆ 健康的牙齦和牙周（左）/ 輕度牙周炎或慢性牙齦炎（右）。

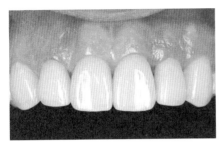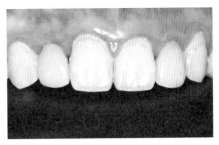

⬆ 健康的牙齦和牙周（左）/ 輕度牙周炎或慢性牙齦炎（右）。

　　只不過，洗牙時牙醫師們常會被患者詢問：「為什麼牙齒上黑黑的顏色沒有洗？是不是洗牙沒洗乾淨？」其實清洗菸垢、茶垢、檳榔垢或咖啡垢等色斑，會建議以噴砂的方式去除，而「噴砂美白」是屬於牙齒美容的範圍，這並沒有包含在健保給付項目中的「牙結石清除」，也就是俗稱「洗牙」的範圍內。從以下照片，我們可以更清楚了解牙根上的「牙結石」和牙冠上面的外來染色是不一樣的。

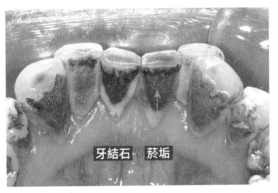

牙結石　菸垢

⬆ 牙結石與菸垢牙齒染色的比較。

　　但若是中度牙周病或是嚴重牙周病，口內會產生「牙周囊袋」。牙周囊袋沒有辦法只靠洗牙清潔徹底，我們會建議患者接受「第一階段牙周病治療」。此階段在牙周病治療中，健保給付項目是「齒齦下刮除術」（與牙根整平術），

牙醫師會利用超音波洗牙機和牙周刮刀深入牙周囊袋,利用機械的方式清除造成感染的牙結石與牙菌斑。

下圖為中度牙周病與嚴重牙周病的牙周狀況,可見牙齦發炎、齒槽骨破壞萎縮、牙根表面也累積很多牙結石:

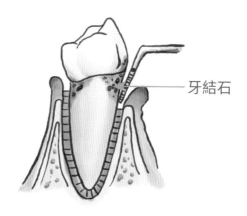

⬆ 中度牙周病會有牙齦發炎、齒槽骨破壞萎縮、牙根處牙結石堆積等情形。

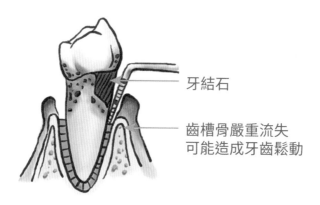

⬆ 嚴重牙周病的齒槽骨破壞萎縮和牙結石堆積狀況更嚴重。尤其齒槽骨流失嚴重可能造成牙齒鬆動。

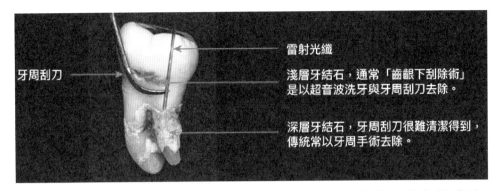

雷射光纖

牙周刮刀

淺層牙結石，通常「齒齦下刮除術」
是以超音波洗牙與牙周刮刀去除。

深層牙結石，牙周刮刀很難清潔得到，
傳統常以牙周手術去除。

⤴ 當牙結石大量堆積在牙根表面時，不同位置的牙結石可能就需要不同的方法
　來去除。

　　後續健保在民國 99 年推動的「牙周病統合照護計畫」，是指「全口第一
階段牙周病治療」除了針對牙周囊袋，也延伸到整體統合照護，包含口腔衛教
指導，並且在治療後的至少 4 個星期要回診追蹤，再評估牙周病改善的狀況。

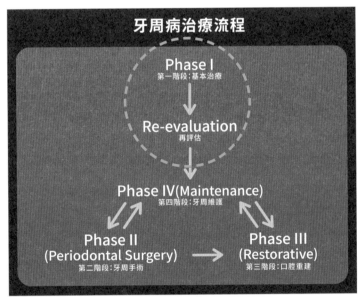

牙周病治療流程

Phase I
第一階段:基本治療

Re-evaluation
再評估

Phase IV(Maintenance)
第四階段:牙周維護

Phase II
(Periodontal Surgery)
第二階段:牙周手術

Phase III
(Restorative)
第三階段:口腔重建

⤴ 「牙周病統合照護計畫」是指第一階段牙周病治療與再評估。

🦷 牙周病治療自費項目介紹

另外,關於牙周病治療的後遺症,一般傳統牙周病治療最常見的副作用就是牙齦明顯萎縮,或是變成敏感性牙齒。因此,在治療上也有一些自費的選擇,而自費的項目則有以下幾項:

牙周整形手術

牙齦萎縮部分,可能會需要以「牙根覆蓋術」或用「陶瓷貼片」來改善外觀。因為牙根覆蓋術是因美容目的而施作的牙周整形手術,同時牽涉到牙齦自體移植或結締組織移植的手術流程,因此並不在健保給付的範圍。

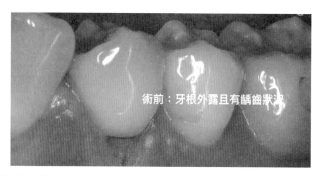

術前:牙根外露且有齲齒狀況

⬆ 「牙根覆蓋術」手術前,牙齦因萎縮導致牙根外露。

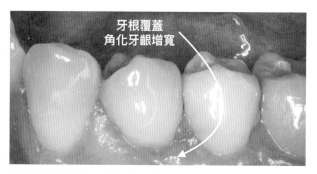

牙根覆蓋
角化牙齦增寬

⬆ 「牙根覆蓋術」手術後,增寬角化牙齦改善牙根外露。

牙周去敏治療

　　敏感性牙齒的控制或治療，則屬於健保未涵蓋的「牙周去敏感治療」範圍。我通常建議患者使用客製化牙托，在牙托內放置氟膠戴入口內的方式，達到減輕牙齒敏感酸軟不適的目標。

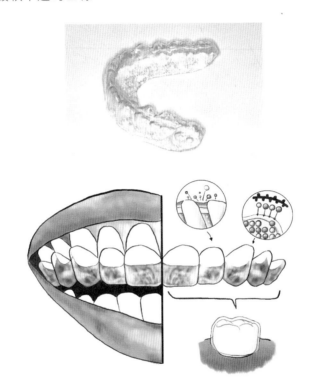

　　健保針對齲齒高風險族群，也有提供三個月塗氟一次的服務，這個項目主要是針對齲齒的防治。

　　而這類族群對象包括有糖尿病患者、65歲的年長者、中風或帕金森氏症患者、洗腎患者、使用抗骨鬆單株抗體藥物或雙磷酸鹽的患者、癌症患者、身心障礙患者（肢體障礙、慢性精神疾病、失去重要器官功能者）或是口乾症患者，都被歸類為齲齒高風險族群。

我會建議這幾類比較容易產生蛀牙、齲齒率高的患者，給牙醫師檢查後評估塗氟療程。門診塗氟能夠輔助預防齲齒，但最根本重要的仍然是要指導與改善口腔衛教。在門診塗氟，通常牙醫師是使用氟漆；氟漆的氟離子濃度大約是含氟牙膏的 20 倍以上，因此僅限於門診由專業人員使用。

而客製化居家用的牙托好處是密合度比較高，可以確實地讓牙齒和氟膠接觸，不易因為個人操作不同而造成效果上的差異。此外，複合式的材料（含有特殊修復牙齒的配方和適合居家使用濃度的氟離子）可以天天使用，安全性高。

雷射輔助牙周治療、牙周抗生素凝膠

現代醫學科技進步迅速，不過很多輔助牙周病治療的方式健保並沒有給付，必須要自費治療。例如在第一階段牙周病治療時，我們會建議利用「牙周抗生素凝膠」，以化學性的方式加強殺菌。另外，「水雷射牙周治療」也是自費療程，治療過程也與健保牙周治療有很大的差異。水雷射牙周病治療是利用光能來達到加強滅菌、止血、增加組織活性恢復加快，並且減少術中、術後不適與敏感等症狀。若能夠在第一階段治療時，就盡量達到最好的效果，即可能會降低中度、嚴重牙周病患者進入第二階段牙周手術的需求。

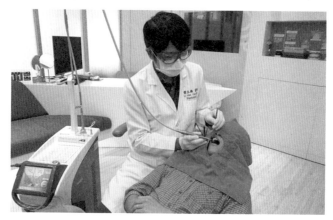

⬆ 患者接受水雷射牙周治療。（照片／葉立維醫師提供）

牙周翻瓣手術健保給付有但書，骨粉／再生膜需自費

如果不幸牙周病更嚴重時，做完第一階段牙周病治療就可能會需要進入到第二階段：牙周手術治療。

通常在基層院所，這個階段治療常常會需要自費，因為健保在此階段給付「牙周骨膜翻開術（牙周翻瓣手術）」的條件是要在「地區醫院、區域醫院、醫學中心」才能申報。（許多病友在這項目上常搞不清楚，以為在牙醫診所就能申報牙周翻瓣手術的健保給付，可惜目前答案仍然是不行！）

另外，要注意的是即使在醫院的牙科部接受牙周病手術健保有支付，若同時要補骨粉、置放再生膜或是相關的生物材料，也會需要自費。這是因為健保並沒有涵蓋「牙周組織引導再生手術」的緣故。

牙周翻瓣手術	
健保給付	地區、區域醫院、醫學中心
自費項目	健保給付的牙周翻瓣手術，在特定的醫療單位可以申報；手術中所置放的骨粉、再生膜或是牙周再生凝膠則需要自費

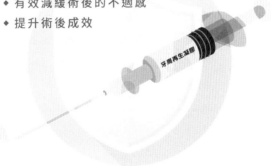

◆ 加快癒合及恢復
◆ 有效減緩術後的不適感
◆ 提升術後成效

⤒ 牙周翻瓣手術中的「牙周再生凝膠」。

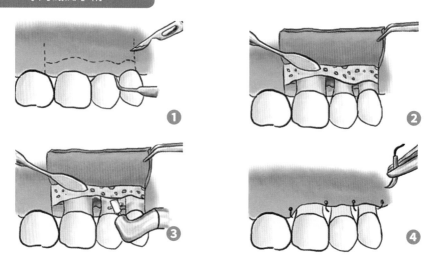

↑ 特定醫療單位可申報健保給付的牙周翻瓣手術。

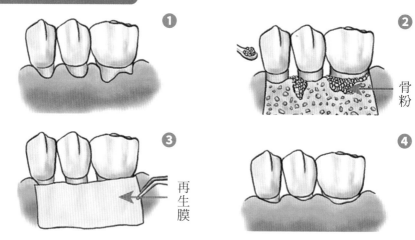

骨
粉

再
生
膜

↑ 牙周翻瓣手術中的骨粉、再生膜則為自費項目。

🦷 牙周病治療費用分析

在第一階段和第二階段牙周病治療過後，第三階段就是接受假牙重建或是做矯正，最後第四階段的牙周病治療屬於「牙周維護」，是完整牙周治療的一部分。

依照牙周病控制的情況，健保能夠涵蓋半年一次的「全口牙結石清除」或是三個月一次的「牙周病支持性治療」。所以，基本上在比較密集的第一階段與第二階段治療期之後，定期檢查階段通常都是屬於健保的範圍。

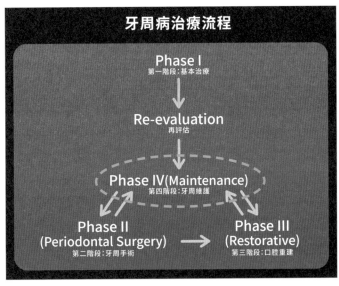

⬆ 第四階段「牙周維護治療」，定期檢查階段的費用通常都有健保給付。

由以上可知，如果是中度以上的牙周病患者，若要接受比較完整的全口牙周病治療，從第一階段開始搭配的水雷射牙周治療、牙周抗生素凝膠和抗敏牙托，都是健保不納入給付的範圍。而我們在門診的諮詢中，常遇到許多患者對於牙周病第一階段的平均治療可能要花費好幾萬元，以及第二階段的牙周再生手術費用感到困惑：是不是治療牙周病一定都要這麼貴呢？

這個問題我認為可以從兩方面來分析說明：第一是跟未來如何重建有關；第二是牙周病治療費用在台灣健保與國外的差異。

🦷 牙周病與植牙、全口植牙費用比一比

有評估過植牙的患者或許有概念，最廉價的植牙費用一顆可能要4萬元左右，而醫學中心的植牙行情依照患者條件不同，平均可能落在7萬到10幾萬不等，而這些都只是一顆植牙的醫療費。

甚至，現在很多牙醫診所都有提供All-on-4的植牙方案，以我服務的牙醫診所為例，All-on-4療程價格單顎最少就要60萬起跳。所以，如果您口內有牙周病的患牙，若有機會透過治療，只利用一顆植牙的費用來耐心診治可以留下的牙齒，降低未來需要植牙的數目，**不僅可以改善自己的健康狀態，其實也幫自己節省了大筆植牙與假牙重建的醫療開支。**

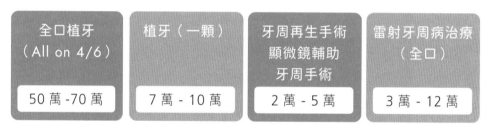

全口植牙 （All on 4/6）	植牙（一顆）	牙周再生手術 顯微鏡輔助 牙周手術	雷射牙周病治療 （全口）
50萬-70萬	7萬-10萬	2萬-5萬	3萬-12萬

⬆ 台灣All on 4/6植牙、牙周再生手術、雷射牙周病治療的價格比較表。

🦷 台灣、香港、日本、美國牙周病治療費用比一比

第二個分析是與國外的醫療費用相較。台灣的牙科費用相對是非常經濟的，這可以和醫療進步的美國、鄰近的香港和日本資訊來說明。2016年美國牙醫協會（American Dental Association）做的調查顯示，光是基本的牙結石清除費用為120美金，這還不包括完整的口內檢查（平均100多美金費用）和環口式X光片檢查費（130美金）；香港的私家診所類似洗牙的牙周維護費用則落在500-1500港幣。在台灣，這些都是由健保支付！

再來，我們可以看看全口第一階段牙周病治療的費用：

- 香港：12000 ~ 32000 港幣。
- 日本：基本費用是 16.5 萬 ~ 33 萬日幣，但有比較嚴重的牙齒一顆約要增加 1 萬。
- 美國：1200 美金起跳，不包含全口檢查和在評估階段的費用。

以上都是還沒有納入「牙周抗生素凝膠」或是「水雷射牙周治療」的費用。也就是說，在國外的醫療光是健保給付的「牙周統合照護計畫」費用就已經要好幾萬了。如果是牙周手術的用費又是如何呢？

- 香港：5200 ~ 10000 港幣，還不包含牙周再生所需的材料預算。
- 日本：牙周再生手術一顆牙齒要 11 萬日幣。
- 美國：1000 ~ 1400 美金，骨粉或再生膜平均要各加 500 美金。

其實這些費用再怎麼昂貴，也不太會超過台灣一顆植牙的預算。身為牙周專科醫師，我還是會盡可能給可以治療的牙齒一個機會，並且在提供植牙之前，一定要先把牙周病況優先控制下來。除了能保留更多的牙齒、減少植牙的數目，同時也能提高植牙的成功率。

項目	香港	日本	美國
全口植牙（All on 4/6）	30 萬 HKD 左右	198 萬円～412 萬円	$12,000 ～ $25,000
植牙（一顆）	2 萬～ 3.5 萬 HKD	45 萬円～ 70 萬円	$3,000 ～ $4,500
牙周再生手術	5 千～ 1.5 萬 HKD	11 萬円以上	$2,000 ～ $3,000
第一階段全口牙周治療	1.2 萬～ 3.2 萬 HKD	16.5 萬～ 33 萬円	$1,200

↑ 香港、日本、美國的牙周治療費用比較表。

2-3
為什麼牙周病要找牙周專科醫師？

🦷 嚴格訓練與經驗能提升成功治療

　　牙周病治療非常依賴醫師的手感，並且器械不容易到達一些牙齒結構較複雜的位置，這樣會影響到清潔的完整度，也限制第一階段牙周病治療的改善幅度。

　　通常再評估治療後成效時，若有殘留的牙周囊袋，患者就可能會被建議直接接受第二階段的牙周手術治療，此時也常會發生因執行牙周病治療醫師本身不具有完整的牙周病專科訓練背景，而把患者轉診到醫院處理。

　　從「中華民國牙醫師公會全國聯合會」公開的資料，我們可以直接查詢到「牙周病統合治療方案」在執行治療的醫師資格與規則：

　　（一）一般醫師須接受四學分以上牙周病統合治療方案相關之教育訓練（一學分行政課程；三學分專業課程）。

　　（二）臺灣牙周病醫學會與台灣牙周補綴醫學會專科醫師、一般會員均須接受一學分以上牙周病統合治療方案相關之行政部分教育訓練。

　　也就是說，一般牙醫師從學校畢業後只要經過四學分的課程就可以執行「牙周統合治療」。但是由台灣牙周病醫學會認可的牙周病專科醫師，在畢業後還要再接受至少 2-3 年的牙周病專科訓練，並且結訓後還要透過學會專科甄審，經過筆試及格、口試鑑定、期刊發表，才能成為牙周病專科醫師。

　　雖然所有的牙醫師都可以執行牙周病治療，但是對於牙周病的診斷、治療，專科醫師的經驗會比較豐富。要追求更高的醫療品質，我會建議由牙周病

專科醫師來做徹底的檢查評估與治療計畫，或許能給原本被建議拔牙的患齒保留一線生機。

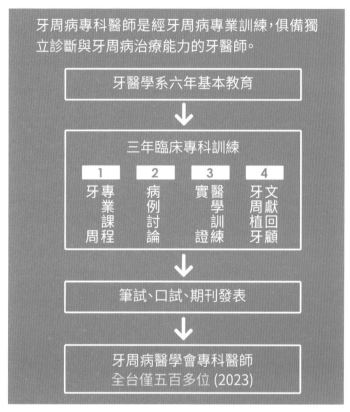

牙周病專科醫師是經牙周病專業訓練，俱備獨立診斷與牙周病治療能力的牙醫師。

牙醫學系六年基本教育

↓

三年臨床專科訓練

1	2	3	4
牙專業課程周	病例討論	實醫學訓練證	牙文獻回顧周植牙

↓

筆試、口試、期刊發表

↓

牙周病醫學會專科醫師
全台僅五百多位 (2023)

⬆ 牙周專科醫師門檻高，要額外接受牙周病專科訓練、甄審等過程，才能成為合格的牙周專科醫師。

　　事實上，在我的治療案例中有不少是在外院已經接受過健保牙周治療，因為醫師建議患者到醫院接受牙周手術，或是可能建議拔牙，而來到我的門診評估。在重新執行了第一階段牙周病治療後，反而不需要再進行手術，牙齒被保留了下來。

後續文章我也會講解「嚴重牙周病症狀與治療程序」的案例，即使是嚴重牙周病患者，在接受「MAPCare」牙周專科治療方案後，至今都沒有進入到「牙周手術」或是拔牙的治療程序，而保存全口自然牙。

🦷 專科醫師跟一般牙醫做牙周病初診時有何不同？

門診上我們常會遇到在其他院所牙醫師告知有牙周病，請患者自行尋求牙周病專科治療，而前來看診的患者。但一般人常會分不清楚，認為牙科不就是牙科，而且同樣是牙醫師，還有什麼差別嗎？

實際上牙醫師除了之前提到的牙周病專科醫師訓練、受訓時間、由專科學會經過筆試和口試的認證差異以外，在我們的牙周專科門診，針對牙周病相關檢查的方式也會和一般牙科醫師不同。

患者就醫前，首先會先針對患者主觀感受上認為目前遇到的口腔問題、平時有無定期至牙科檢查及口腔清潔習慣做初步的了解。下圖是統整了 15 項牙周病患常見的共同口腔問題，以問卷的方式，回饋出患者目前遇到的口腔問題與平日清潔狀況：

牙周病自我檢測表

牙周病盛行率高達九成以上，以下列出幾項疑似
患有牙周病時可能會產生的症狀，您符合了幾項呢?

勾選	症狀	勾選	症狀
🦷	1.早上起床時，口中有黏黏的感覺	🦷	9.吃東西比以前沒有力氣
🦷	2.常常被家人朋友說有口臭	🦷	10.牙齒感覺愈來愈長或愈來愈暴
🦷	3.吃完飯後常常會塞牙縫	🦷	11.常常忘記刷牙或刷牙時間不超過5分鐘
🦷	4.洗牙時會被醫師告知牙結石很多	🦷	12.只有牙齒痛才會看牙醫
🦷	5.刷牙時牙齦時常流血或有膿	🦷	13.每天吸菸 ≥5支
🦷	6.牙齦常常紅腫疼痛	🦷	14.有糖尿病問題
🦷	7.牙齦萎縮與敏感酸軟	🦷	15.有缺牙問題
🦷	8.牙齒會有搖晃的感覺	**分數**	

▼ 上述檢查您得了幾分? 依照得分狀況來推估是否有牙周病的可能?

0項	**不用過分擔心有牙周問題，僅要保持良好清潔習慣與定期給醫師檢查即可唷!**
1-4項	是否患有牙周病等問題，因僅有少數要因，建議仍需定期給醫師檢查追蹤喔!
5-9項	患有牙周病的可能性大，建議您要盡快接受相關的檢查並且做好口腔衛生喔!
10項↑	**可能正面臨牙周病破壞的危脅中，務必接受牙周專科醫師診治與確認，建議餐後都需有良好的潔牙習慣喔!**

⬆ 牙周病專科醫師所用的牙周病自我檢測表（圖表／葉立維醫師提供）

🦷 牙周病專科醫師如何快速診斷牙周病嚴重程度？

X（Panoramic X-Ray Film）— 環口式 X 光片檢查

很多患者不太能理解為什麼一到牙科就會需要拍這種 X 光片，但其實治療的大方向很多即隱藏在這張 X 光片中。

從環口式的 X 光片，醫師可以檢查到的除了有牙周破壞、齲齒（含二次蛀牙）、假牙不密合或不良假牙、殘根、缺牙、牙齒擁擠、排列不整、根尖囊腫 / 黑影、埋伏智齒等大大小小的疾病之外，若有疑似潛在的關節或鼻竇問題，也可以透過這個 X 光片早期發現可能存在於口腔內的問題。所以這項檢查對於醫師跟病患來說，都是很有幫助的。

L（Loupe）— 醫療用放大鏡

除了一般例行的 X 光片全口檢查外，第二步我會透過牙科專用的細微放大鏡（Loupe）來做更精確的檢查。

一般檢查時，肉眼可看到的視野範圍與大小有限，透過牙科專用放大至 2.5-3 倍的放大鏡檢視，能更清楚患者的每一顆牙齒結構與條件，包含口內不密合的補綴物等。放大檢視口腔中的每一個細節，除了能做到精確的診察外，醫師在視野更好的狀況下，在治療方面（例如牙周雷射治療或牙周手術）也能夠使患者的傷口更小，有微創的效果。另外，在手術中輔助使用放大鏡，手術傷口可以用更細更小的縫針施作，盡可能減少任何手術的術後不適與傷口範圍，癒合也會更快。

P（Probing）— 牙周探測

第三步則是利用前面文章提到的牙周病專用探測工具：「牙周探針」來檢查牙周病嚴重程度。

利用牙周探針透過客觀的牙周囊袋探測，能判斷出患者牙周病的嚴重程度（輕度、中度、重度）、骨頭破壞深度範圍與牙齒預後和保留的可能性，這樣才可以提供完善與合適的治療計畫。

🦷 牙周病治療關鍵：專科醫師的專業與患者口腔習慣改善

牙周病不會完全康復，治療的關鍵除了牙周病專科醫師專業的診療外，患者本身也須配合調整改善口腔清潔方式，循序漸進地將口腔問題逐步解決、重建完整的咬合功能，並養成定期追蹤的好習慣（視每個人不同狀況，約 3-6 個月回診一次）。

再次強調，**確實有效做好口腔清潔**是牙周病治療成功的關鍵要素之一。透過牙周病專科醫師與患者的攜手合作，才能有效防堵牙周病造成持續不可逆的破壞。

🦷 牙周病專科第一階段複合式療法：MAPCare 牙周病治療程序

接下來，針對我特別為治療牙周病所設計的「MAPCare 牙周病專科治療方案」做完整的介紹。

當您因為牙齦發炎或牙周病症狀來到診間時，我們會先協助患者全口檢查，進行牙周病治療的初診篩檢。一旦發現有牙周病症狀，需要接受治療時，便會進入完整的牙周病治療程序。

在第一章，我們有提到牙周病不僅會危害口腔，更會影響身體其他部位的健康。身為牙周病專科醫師，我們長年研究牙周病的治療方法，希望能提供患者更有效、更安全、治癒率更高的牙周病治療方案。「MAPCare 牙周專科治療方案」即是我多年來成功治療不少病友們的牙周病治療方法。

MAPCare 牙周專科治療方案

完整檢查全口牙周健康，確認牙周病症狀及嚴重程度。良好的牙周病症狀診斷才能有效的治療牙周病。

針對第一階段的牙周病治療，會用一次門診的時間做完整牙周相關檢查，通常包括以下項目：

① 全口牙周檢查表

口內檢查包括牙周囊袋、牙齦萎縮、牙齒搖晃程度 ……等。

CASE REPORT RECORD

Candidate Name : _____
Patient's Number : _____　　Case Report No. ___1___
Stage of Therapy : _____　Age 53　Sex M　Race Asia
(CIRCLE ONE)　(Pre-treatment)　Re-evaluation　Post-Treatment　Date of exam: 2009-7-24

CAL & BOP	483		335	545	525	545	535	745	525	635	538		735	9 10 6
PD & Plaque	759		325	545	525	535	525	935	525	525	528		735	795
CEJ-GM	234		010	000	000	010	010	210	000	110	010		000	211

FACIAL

Mobility Scale Used:
Miller 1953

18　17　16　15　14　　13　12　11　21　22　23　　24　25　26　27

完整牙周檢測

PALATAL

CEJ-GM	122		132	010	000	000	011	111	000	000	000		000	000
PD & Plaque	667		386	769	433	538	735	587	434	537	787		865	1674
CAL & BOP	789		417	779	433	538	746	698	434	537	787		865	1674

RIGHT ――――― LEFT

CAL & BOP	3 10 10	12 9	455	655	336	544	435	446	623	464	7 8 7	333	495	4 78	735
PD & Plaque	3 10 10	6 8	434	424	325	534	425	335	533	343	5 10 5	333	483	4 77	755
CEJ-GM	010	021	021	231	011	010	010	111	100	121	232	000	012	001	000

FACIAL

47　46　45　44　　43　42　41　31　32　33　　30　35　36　37　38

Furcation Grade System Used
Hamp 1975

I I　　　I　　　I

LINGUAL

CEJ-GM	000	000	000	010	010	222	333	222	212	000	000	000	000	000	000
PD & Plaque	1088	4 105	533	533	323	425	324	322	522	222	434	534	385	446	844
CAL & BOP	1088	4 105	533	543	333	649	657	544	934	222	434	534	385	446	844

②全口 X 光片

評估牙齒本身有無問題及骨頭破壞狀況。

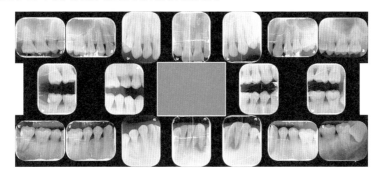

③視情況拍攝治療前臨床照片

　　有了詳細的檢查才能有良好的診斷。這階段牙周病症狀跟全口檢查，我們做得非常仔細，會收集患者牙齒全口的相關數據，從全口的角度來看牙周病的症狀及嚴重程度，精確找出牙周病的病因。

　　有了這些數據後，跟患者溝通治療計畫也是我的 MAPCare 牙周病治療程序中很重要的一環。我會讓患者理解牙周病治療相關的方法、極限或者限制，並依照患者不同的因素需求，溝通未來的牙周病治療計畫，找出最適合患者的方式。

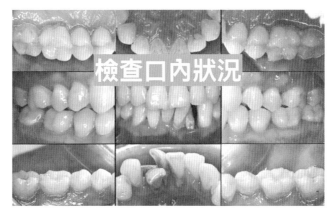

探測牙周囊袋深度

　　完整的牙周病檢查，其中一項是「測量牙周囊袋」。醫師會用「牙周探針」（periodontal probe）放入牙齒與牙肉之間的牙齦溝測量深度。

　　通常針對牙周潔牙的目標，也就是把此處清潔乾淨。如果在此累積牙菌斑與牙結石而引起發炎反應，就是慢性牙齦炎與牙周炎的根源。

　　若把牙齒假想成房子，試想房屋旁邊的水溝如果要清潔乾淨，通常是水溝愈淺愈容易徹底清潔；如果水溝太深時，就會因清潔不到而堆積污垢。牙周也是一樣，健康時正常的測量深度會是 1 ~ 3 mm，這是我們日常潔牙時可以清潔得到的深度；如果測量深度到達 4 mm 就已經不易清潔乾淨，5 mm 以上時就幾乎無法清潔得到，而稱作「牙周囊袋」，醫師在檢查表就會用紅筆註記。

　　因此全口測量後，大概就可以知道牙周病的嚴重程度與較嚴重的位置。初期的治療目標，就是將測量深度盡可能降到 5 mm 以下，利於居家維護。

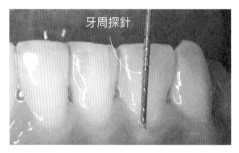

⬆ 使用牙周探針測量牙周囊袋深度。

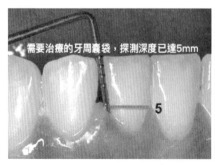
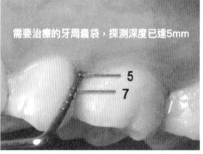

⬆ 需要治療的牙周囊袋，探測深度已達 5mm。

Mechanical ：徹底地牙結石清除

　　實際治療階段全口可能會分成四區（右上、左上、右下、左下）分次進行。傳統牙周病治療通常是在局部麻醉的狀態下執行「齒齦下刮除術與牙根面整平術」，利用洗牙機器和牙周刮刀，盡可能去除掉牙根表面的牙結石。不過目前的醫療技術頂多就是做到「相對」乾淨，而無法做到「全面去除」，因此通常我們都會說明牙周病最多只能「控制」而無法「治癒」。

　　醫師在治療時，會利用如下圖照片的超音波洗牙機和牙周刮刀把牙結石盡量去除，不過牙齒在上下顎後牙區會有多牙根及牙根分岔、牙根凹陷等結構，口腔內牙根被牙肉包覆，這些都是一般器械無法到達的死角，患者在居家維護上牙刷也無法清潔得到這裡，因此我們和患者確實只能做到「減緩惡化」。

　　這種情況，需要有經驗的牙周專科醫師利用精細手感盡可能清除，此外我們會建議以複合治療的方式彌補傳統牙周治療方式的不足，也就是所謂的「MAPCare 完整牙周照護方案」，除了治療本身，也全力協助患者改善自身維護的習慣，並且設想盡量減輕治療後可能的不適、侷限，並減少未來第二階段牙周病手術的次數與區域。

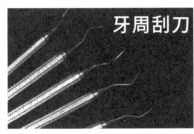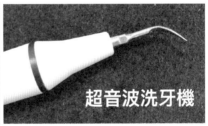

牙周刮刀

超音波洗牙機

　　清除牙結石是第一階段牙周病治療程序中的重點任務，但醫師對牙周病的治療經驗跟手感，以及細心程度都會大大影響牙結石清除程度。尤其是如何將躲在深層牙周囊袋處看不見的牙結石清除乾淨，不只關係著後續牙周病治療的成效，更是牙周病專科醫師的專業考驗。我在治療牙周病時，也特別在乎這部份的細節，因為它是後續療程的基石。

為了要徹底清除牙結石，我們會先利用超音波震盪的方法，將附著牙齒表面的牙結石震碎剝離，達到快速清除牙結石的初步目標。但光靠超音波並無法徹底將牙結石清除乾淨，要清除深層牙周囊袋內的牙結石，得由醫師細心靠手感去感受肉眼無法看到、附著在牙根表面的牙結石，使用牙周刮刀憑經驗深入牙周囊袋去除。

　　若問我同樣是牙周專科醫師操作，為什麼有時候治療結果還是不同？我認為重點就在於這部份做得好不好？是否夠細膩？大師級的牙周病治療權威通常在這個細節上絕不馬虎。

　　此外，牙周治療後最常見的症狀是術後牙齒敏感和牙縫變大，一部分原因和使用器械相關，這也是我特別在乎的。由於傳統的牙周刮刀尺寸較大，操作時難免會有牙齦組織外傷，因此我會建議採用「Vision Curvette」。它前端尺寸只有傳統刮刀的一半並且有彎曲弧度，能夠順著比較窄小的牙根區域清創，避免牙肉組織傷害，更能深入深層牙周囊袋達到徹底的牙結石清創效果。

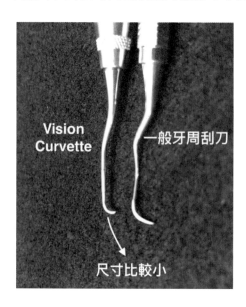

一般來說，牙周專科醫師跟一般牙科醫師最大的差異是，好的牙周專科醫師不僅擁有豐富的牙周病治療經驗，更能善用特殊器械優勢且手感精細，在治療牙周病時會有比較好的治療效果。

Antimicrobial：牙周專用局部藥膏

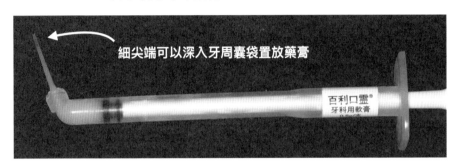

細尖端可以深入牙周囊袋置放藥膏

在牙周病治療的過程中，我們會使用牙周病專用藥物來輔助清除深度牙周囊袋及牙根分叉處的致病細菌。

其實使用抗生素控制感染是醫療界常用的方式，但口服抗生素吸收後隨全身血流到口腔牙齒周圍有限，並且副作用較高，因此，增加局部藥物濃度加強藥效，就成為藥物研發的重點。

日本的牙周專用局部藥膏 Periocline（百利口靈），所標榜的特性是局部高濃度、針對牙周致病細菌，並且對牙根表面有親和性，能夠在注入牙周囊袋後，緩慢釋放達一週左右，是在臨床中作為輔助全口機械式療程的方式之一，用於輔助清除深度牙周囊袋和牙根分岔處的致病細菌。

西班牙在 2013 年牙周病學期刊《Journal of Clinical Periodontology》的研究發表指出，支持牙周局部抗生素在深度牙周囊袋或是牙周病復發處輔助是有效的。

Phototherapy：雷射輔助牙周治療

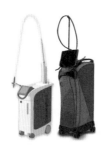
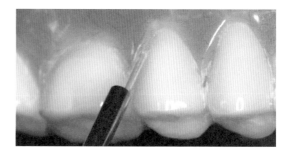

治療牙周病的方法除了前述的牙周刮刀和藥物治療之外，牙周病雷射治療能做到更進一步的殺菌。

醫用雷射廣泛使用在眼科和皮膚科，在牙科方面，也有非常多的研究證實應用於各種治療的可行性，其中透過雷射輔助牙周治療確有其優勢：

❶ 藉由光能熱能的轉換，雷射能夠清創軟組織和牙周囊袋，並且有很強的滅菌效果。

❷ 雷射光纖比傳統器械纖細，具有探測牙結石的能力，能夠深入牙周囊袋深處和器械不易進入的死角。即使牙結石無法百分百去除，仍能達到迅速殺菌、減少感染效果。

❸ 治療過程同時消毒滅菌和止血，達到減痛並且降低麻醉的需求。

❹ 促進細胞復原和傷口癒合，因此能減少術後不適。

以雷射輔助傳統牙周治療是很好的組合。2016 年義大利學者 Marisa Roncati 的專書 《Nonsurgical Periodontal Therapy Indications, Limits, and Clinical Protocols with the Adjunctive Use of a Diode Laser》即系統性的闡述雷射在牙周病治療的好處。

此外，關於雷射牙周治療的原理和效果，以及「雷射」跟「水雷射」牙周病治療的費用與優缺點比較，將在後面的章節詳盡說明。

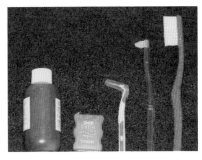 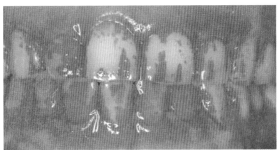

　　牙周治療後，紅腫發炎的牙齦會逐漸消腫。恢復健康的過程中，會出現局部牙齒敏感、齒間縫隙、牙根裸露等情況，而正確的口腔衛教是維持牙周穩定的重要關鍵。

專人關心患者的牙菌斑控制

　　我們的療程中會有專人口腔衛教指導，關心患者的牙菌斑控制與恢復狀況，並教導患者如何正確使用牙刷、牙間刷、牙線、單束毛牙刷進行口腔清潔，與塗抹牙菌斑顯示劑檢測牙齒是否有刷乾淨。

數位客製化多功能氟托，解決術後敏感問題

　　身為牙周專科醫師，我常會接到嚴重牙周病患者來治療的案例。通常我的治療患者都會做一副多功能氟托，它能提供置放氟膠戴入以控制敏感性牙齒症狀，也有齒列空間維持的效果。

　　只是嚴重牙周病患者常會合併缺牙或是口內有很多搖晃的牙齒，此時若使用傳統的印模方式就可能會有風險。第一點是牙齒可能會受到印模材料壓迫而產生位移或誤差；第二點是印模材料要從口內取出時，牙齒可能會有跟著被拔出的風險。此時，口內掃描機就是很適合做記錄與製作多功能氟托的工具。

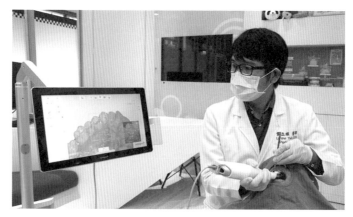

⬆ 利用口內掃描機取代傳統印模。（照片／葉立維醫師提供）

醫療級高濃度氟膠

　　牙周治療後最常見的就是牙根敏感。通常患者會詢問是否能使用抗敏感牙膏，我的答案是：「最重要的是正確刷牙方式和清潔牙縫技巧。」通常含氟牙膏（1000ppm 以上）對於預防齲齒是有幫助的，若有牙齒敏感問題，可考慮使用抗敏感牙膏。

　　想要有效控制治療期及治療後牙根敏感的症狀，防止牙根齲齒，我們建議患者使用牙托搭配 MI paste plus。其中「Recaldent（CPP-ACP）」特殊成份由澳洲墨爾本大學研發，號稱有幫助牙齒「再礦化」修復牙齒的能力，因此它標榜兼具防蛀抗敏的功效。目前在臨床的經驗上，不少患者主觀感受牙齒敏感的問題確有明顯改善。

空間維持

　　客製化的牙托也可避免治療期及重建前過渡期因缺牙導致牙齒位移。

診斷是否有夜間磨牙的習慣

透過客製化牙托的使用情形，診斷是否有夜間磨牙的習慣，做為未來是否製作正式咬合板的參考。

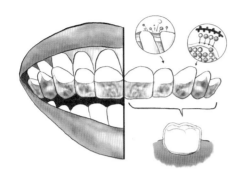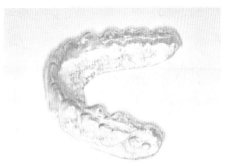

在牙周病的治療上，我們藉由多年來的經驗，結合牙周治療與適合輔助牙周病治療的方法，在流程上追求改善患者在療程前、中、後各種可能遇到的問題，設計出整體的治療方案「多重式雷射牙周治療與護理設備（MAPCare）」，也很榮幸地獲得國家專利肯定，能讓我們為患者提供更安靜舒適、溫和低疼痛的方式治療牙周病。

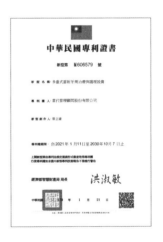

齒間固定術

　　因為牙周病齒槽骨流失，會使牙齒沒辦法支撐正常的咬合力量而鬆動。我們在治療牙周的咬合問題時，可能的方式包括「咬合調整」（occlusal adjustment）或「齒間固定」（splinting）。

　　經由齒間固定，可以降低牙齒搖晃的程度，對於咬合或清潔方面都有安定的作用。在齒間固定的材料上，我常用的是「Ribbond」，它的原始材料與防彈背心雷同，特色是柔軟卻很強韌，相對於傳統用的金屬線固定，能提供更完整的黏著，也能用於排列不整處。

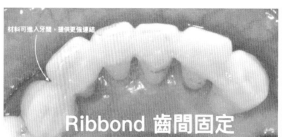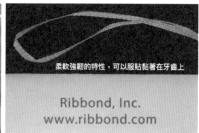

⬆ Ribbond 齒間固定材料。

齒間固定術 — 術後注意事項

- 刷牙可正常清潔，黏著固定線的位置因無法使用牙線，請以牙間刷加強清潔。
- 黏著後請勿因牙齒固持力增強而使用前牙咬食硬物，可能造成固定線脫落。

第一階段牙周病治療術後注意事項

　　相較於其它牙周病治療方法，通常 MAPCare 牙周病治療的療程術後不適現象不太常見，但我們仍會告知患者相關注意事項：

❶ 治療區因放置牙周藥膏，治療後 30 分鐘內請勿漱口或飲食。30 分鐘後可喝水，待麻醉完全消退再用餐。

❷ 初次治療會提供術後止痛藥，以備不適時可服用。若無明顯不適，則不需服用藥物。

❸ 治療後因牙齦消腫，可能有牙根露出及牙縫變大之情形，此為正常現象。

❹ 由於原先附著在牙根上的牙菌斑及牙結石被清除，牙齒可能會對冷、熱敏感。症狀可能持續幾天到 1、2 個月後漸漸改善，建議請搭配氟托及氟膠一併使用，可舒緩敏感現象及預防蛀牙。

❺ 會搖動的牙齒治療後可能還是會搖，這是因為牙周支撐流失，地基原就太少的原因，但功能上不會有太大的變化。

❻ 全口皆可正常刷牙。

❼ 抽菸會影響傷口癒合和治療效果，請避免抽菸。

　　第一階段牙周病治療後大約 2 個月，我們會做治療後的總檢查，也就是所謂的「再評估」。通常嚴重牙周病患者會有比較多殘存的「牙周囊袋」，若無法在第一階段牙周病治療讓牙周囊袋恢復正常，或是降低牙周囊袋的深度時，我們可能會評估或建議患者透過「牙周手術」來做更進一步的改善。

牙周治療後要定期維護

　　許多患者相當關心的問題：「治療後牙周病就會好嗎？」這個問題就像全身慢性病如高血壓或糖尿病需要長期監控血壓及血糖，如果忽略的話則控制效果容易不穩定，或是造成疾病的復發，而牙周病治療也是一樣。

　　透過牙周病第一階段治療，大部分七成以上輕度到中度的牙周病都能夠獲

得一定程度的改善。然而，許多牙周病患者常常是比較重視治療期，卻忽略後面的維護及保養其實同等重要。

　　研究發現，牙周致病細菌在每生長 3-4 個月後會再達到高峰，威脅到牙周組織，甚至恐危及全身健康。唯有在牙周病治療後養成良好規律定期維護，牙周病才會維持穩定並延緩惡化。醫師會建議患者經過積極的牙周病治療後，每 3-4 個月回診，同時檢查清理患者無法自己照顧到的死角，及早發現問題避免復發。

2-4
雷射治療牙周病的效果好嗎？

🦷 牙周病治療有哪些雷射選項

雷射在醫療的應用非常廣泛，最常聽到的是眼科近視矯正、醫學美容或皮膚科去除色斑、疤痕及其他用途，以及在很多手術上的輔助。

而雷射在許多牙科療程包括口腔癌診斷、根管治療、牙齒美白也常被搭配使用。許多患者或許在網路或 ptt 上看過「雷射治療牙周病」、「水雷射牙周病治療」或是「微創雷射牙周病治療」等名詞，想了解這類雷射激光治療牙周病的效果到底好不好？費用又是如何？接下來我就從牙周病專科醫師的角度，跟大家說明雷射在牙周病治療過程中所扮演的角色，以及分享我運用在雷射治療牙周病的經驗與案例。

我服務的診所有提供雷射牙周病治療、水雷射牙周病治療，以及一日水雷射牙周治療療程，想更進一步了解的人，可以繼續閱讀「水雷射牙周治療」章節。（請見 P99，2-5）

🦷 如何用雷射來治療牙周病

雷射英文為 Laser（Light Amplification by Stimulated Emission of Radiation），是一種能量集中的激光束，照射在不同的物質上會有不同的反應。

在牙科，因各類型雷射光束具有不同的波長特性，照射在特定組織上吸收能量之後會產生熱能，而造成蒸發或是氣化的結果，熱能也可能會累積在組織內及其周圍，因此可應用於牙科相關的手術或牙周治療上，像是雷射牙周病治療、雷射牙齦手術、雷射根管治療等。

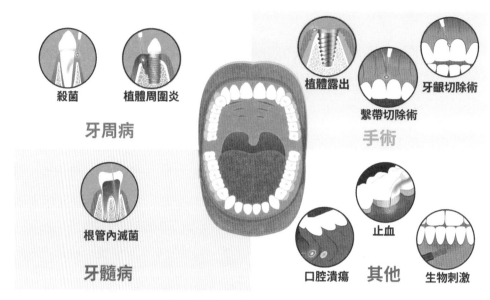

殺菌　　植體周圍炎

牙周病

根管內滅菌

牙髓病

植體露出　　牙齦切除術

繫帶切除術

手術

止血

口腔潰瘍　　其他　　生物刺激

⬆ 雷射在牙科治療的應用。

🦷 雷射治療牙周病的作用與效果

針對牙周病相關治療，雷射通常會有以下的作用或是效果。

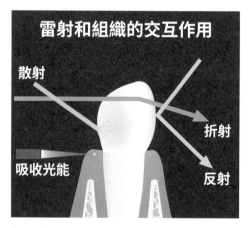

⬆ 雷射照在牙齒或牙周組織時的效應。

① 雷射對於細菌、牙菌斑或牙結石有去除效果

- 雷射有很強的殺菌滅菌效果（bactericidal）、降低細菌毒性（detoxifying effect），降低產生菌血的風險。

- 雷射也能減弱牙結石和牙根表面的化學連結，讓牙結石更容易被清除。

- 配合直徑較細的雷射光纖，可以探測細微牙結石的位置，達到傳統器械不容易達到的骨缺損或牙根分岔處。

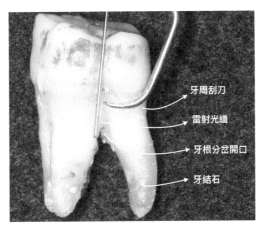

牙周刮刀
雷射光纖
牙根分岔開口
牙結石

⬆ 雷射光纖比牙周刮刀纖細，可以到達傳統器械不易處理的死角。

② 雷射對於人體組織的作用

- 組織消融（ablation）作用：能讓發炎組織被氣化（vaporization），也能夠讓小血管或微血管經凝血作用產生血塊，進而使血管封閉後加強止血。對於凝血能力較差，或是正在服用抗凝血劑的患者，能夠改善治療視野，整體傷口較小，術後癒合速度加快。

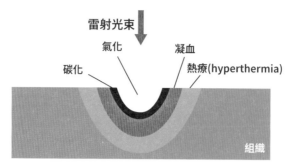

🔼 雷射光束的消融作用，在去除發炎組織的同時也有止血效果。（Aoki,2015）

- 止痛：因能夠改變細胞內的生理平衡而產生止痛效果。
- 能夠降低術後腫脹、疼痛與不適。
- 減少術後敏感：傳統牙周治療會在牙根表面產生「塗抹層（smear layer）」，它是造成牙周治療術後敏感的主因。雷射能封閉牙本質小管或是去除「塗抹層」，降低術後敏感問題，並且能讓牙周組織重新與牙根表面接合，達到修復的效果。
- 生物刺激效用 （biostimulation effect）：雷射能刺激組織活化，讓發炎反應降低，細胞生長加速使癒合速度加快。

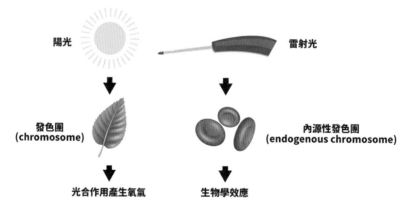

🔼 特殊光線波長由特定組織吸收後，會產生生物學效應。（Roncati, 2017）

以上都是傳統牙周病治療只使用超音波洗牙機、牙周刮刀和手術相關器械難以達到的效果。因此，在牙周病治療相關的第一階段非手術治療（MAPCare牙周病治療）、第二階段牙周病手術治療，甚至是人工植牙相關療程，雷射都是可以被採用的。

　　雖然雷射看起來有這麼多好處，不過美國和台灣牙周病醫學會卻都用比較保守的角度去看待雷射治療牙周病的效果，以下幾點原因也提供給讀者參考：

❶ 雷射牙周病治療的效果和傳統牙周治療相比，治療結果相似。

❷ 雷射操作不當可能造成傷害。

❸ 關於真實療效或是否誇大，建議和您的牙醫師一起討論。

🦷 決定雷射治療牙周病效果的兩大關鍵：醫師和設備

　　在我的解讀，需要分成「醫師」和「設備」兩大面向來探討這個議題。

醫師是否專業

　　在評估與治療牙周病之前，我們一定要清楚自己要找的是「牙周病醫師」；若只會操作雷射設備，而非牙周專科醫師，可能還是無法有良好的牙周病治療效果。因為牙周病需要有完整的檢查、正確的診斷、在各階段能提供適切的治療以及長期規律的追蹤，建議還是要了解您的醫師有沒有經過「牙周專科訓練」背景，或是「牙周專科學會認證」與「衛福部定牙周病專科醫師」，以及有沒有持續進修或長期成功的案例。

　　牙周治療的效果要好，需要仔細並且有耐心的醫師。很多患者在別的診所曾治療過牙周病，前來讓我評估第二階段手術，我卻建議他們從第一階段重新來過，只因為我認為患者的非手術治療可以再更徹底、口腔衛教需要再提升。

另一方面，雷射的安全性也相當重要。醫師需要了解雷射的種類與特性，才能避免不必要的問題發生。事實上，早期在雷射剛開始應用於牙周病治療時，某一種波長的雷射大量被使用，那段時間我確實在醫學中心看到診所端使用雷射治療後所造成骨壞死的副作用。主因是該種雷射的穿透力比較強，所造成的局部熱能集中，在操作上需要更為謹慎小心。

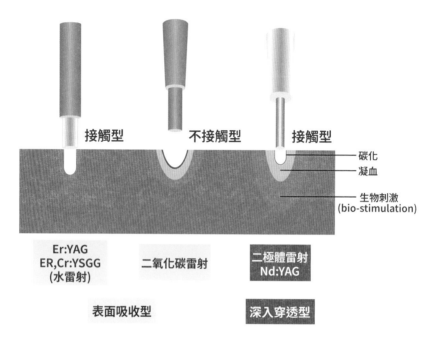

接觸型　　不接觸型　　接觸型

碳化
凝血
生物刺激
(bio-stimulation)

Er:YAG
ER,Cr:YSGG
（水雷射）

二氧化碳雷射

二極體雷射
Nd:YAG

表面吸收型　　　　　深入穿透型

　⬆ 操作各種類雷射時，需了解雷射的特性。（Aoki,2015）

雷射設備的差別

　　雷射作為牙周治療的工具之一，依照各種雷射的功能與特性，可用於輔助牙周治療的各種術式或步驟。通常，我們可依照用途區分為兩大類：主要用於「軟組織」（例如口腔黏膜及牙齦），或是「軟組織」和「硬組織」（例如齒槽骨、牙齒本身甚或是牙結石）兼能使用。

不同種類的設備，對於醫療院所的成本負擔也有所不同。在搜尋雷射牙周病治療或是網路論壇中常出現的「水雷射」（Er:YAG 雷射或 Er,Cr:YSGG 雷射），是屬於高價位的雷射設備，能夠處理軟組織與硬組織，因為它的光波能量被水分子吸收率很高，因此照射時水份也同時吸收雷射能量，受激發而產生切割能力與治療效果。

　　接下來，帶大家來看看各種雷射設備在不同牙周治療階段的適用性與效果。

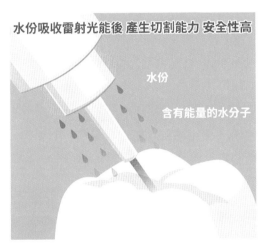

⬆ 水雷射具有處理硬組織的特性。

🦷 雷射治療牙周病的各階段療程

第一階段非手術治療與牙周囊袋處理

　　剛剛提到「水雷射」的重要與其他種類雷射不同的特色之一，就是其除了具有前述雷射的優點以外，還具有移除牙結石的能力。因為雷射有光的特性，可以徹底且容易處理到一些傳統器械難以達到的地方，此外，利用水控溫也能減少其他種類雷射常見的副作用。

　　因此，使用水雷射在第一階段非手術治療時，理論上是能夠大幅減少傳統

超音波洗牙機器與牙周刮刀併用所造成的刺耳不悅聲音與震動，以及牙科麻醉藥使用量。在各種實證醫學的研究報告來看，水雷射的治療效果大約相似或是比傳統牙周治療的效果更佳，確實能夠輔助傳統牙周治療或可能成為傳統治療的另一種方案。

但是因為水雷射設備的價格高達數百萬，所以不見得所有的醫療機構都有能力負擔，或是必需轉嫁費用到患者身上，造成水雷射治療牙周病的費用較高（水雷射的費用大約是一般二極體雷射治療的 3 倍）。這裡要注意的是，牙周治療得好或是差，並不會只有以使用哪種雷射設備成為單一因素。更重要的是，許多標榜「牙周病完全免開刀」的行銷手法，在當今的牙周病學中，並非是學術界的主流看法。我們仍建議治療後需要長期追蹤，適時地提供嚴重牙周病患利用牙周手術處理的治療方案。

此外，使用水雷射清除牙結石同樣需要細心加上耐心，治療的時間通常會比傳統方式更長才能徹底，也才能真正地超越傳統治療限制，創造出降低第二階段手術機率的可能。

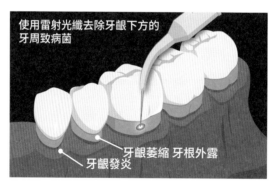

⬆ 使用雷射深入牙周囊袋殺菌。

軟組織雷射（例如二極體雷射）在這個階段的牙周病治療，近年來也有很多的報告發表，特別是義大利的牙周病科醫師 Marisa Roncati 更以整本專書說明了她多年來的治療經驗與追蹤。因為二極體雷射和水雷射相比，算是中等

價位雷射（費用大約是水雷射的 1/3 左右），在第一階段治療若善用它的優點，其實可能產生相當的治療效果。

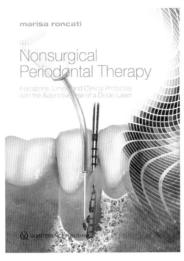

🔼 義大利醫師Marisa Roncati針對二極體雷射輔助傳統牙周病治療所發表的著作。

　　本書中她闡述不可能單純只依賴雷射就完整解決牙周病問題，反而花了不少篇幅在說明超音波洗牙機和牙周刮刀使用的心得與重點，口腔衛教的工具與方法，將雷射定位在「傳統牙周病治療的輔助角色」，彌補機械性去除牙菌斑、牙結石的不足。這與世界牙周病相關主流學會的看法，或以實證醫學為基礎的角度不謀而合。

　　傳統牙周治療流程無法完全被取代，而利用雷射輔助後，在各項牙周病治療效果指標確實有加成效果，也不乏牙周自癒再生的案例報告，同樣也達到「微創雷射輔助牙周治療」的目標。

　　我要再次強調的是，成功的牙周病治療效果關鍵在於她豐富的治療經驗、細心和耐心，花費好幾個小時徹底清創後才可能達成。這也是為什麼我在做牙周病治療時，在清創階段會特別仔細，寧可多花時間也要試著幫患者清得更乾淨一點；以及為什麼如果牙周病治療第一階段不在我這裡進行，我會建議患者

最好回頭從第一階段牙周病治療做起。雖然會多花一點時間,但至少可以確保牙周病治療的基礎有打好,讓後續的療程更有把握。

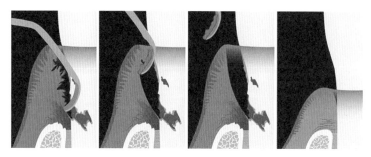

⬆ 傳統牙周刮刀去除發炎組織時,牙齦萎縮的情況比較明顯。

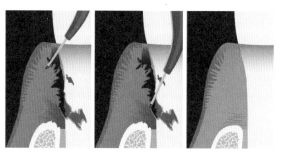

⬆ 使用雷射可減少牙齦萎縮的情況。

在我治療的患者中,也有不少是在初步評估時,由於牙周囊袋和牙周齒槽骨破壞較深,預期在第一階段牙周病治療之後,接著要進入第二階段牙周病手術,利用牙周再生手術改善骨缺損的機率很高。結果,在非手術牙周療程之後的重新評估階段,不但牙周囊袋有明顯的降低,患者也很配合地做好口腔衛教,再度檢查 X 光片後,發現骨頭也有明顯恢復的情況。

對患者而言,牙周的恢復可以延長牙齒的壽命,對牙周病醫師來說,這更是令人振奮,很有成就感的成功治療!與牙周手術不同的是,新生回來的齒槽骨完全是依靠自然癒合的能力,證明如果給牙齒多一點時間和機會,它其實是有可能恢復或改善的。

牙周病治療（案例一） 雷射治療降低牙周囊袋

A 先生的右下第二小臼齒在牙周治療前，牙周囊袋深度有 7– 8mm，並且從 X 光片顯示出有明顯的骨頭缺損，代表其很有可能需要進入第二階段手術治療的情況。

但僅僅經過了雷射輔助第一階段治療，患者也規律配合改善口腔衛生，後來在追蹤期就發現其牙周囊袋已經改善到 2–3mm 的正常測量深度值，骨頭的缺損竟然也自然生長癒合。我們很有信心，未來這顆牙齒會因為牙周問題而鬆動的機率非常低，後來確實也保存超過十年。

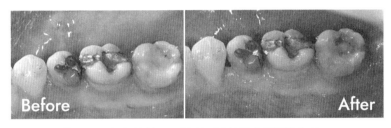

⬆ 牙周治療前後，牙齦紅腫的狀況明顯改善。

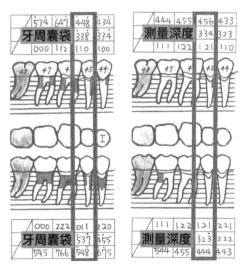

⬆ 經雷射輔助牙周治療，患齒的牙周囊袋降低至正常的探測深度。

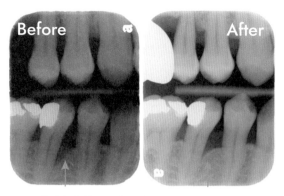

⬆ 治療後，牙周齒槽骨自然再生。

牙周病治療（案例二） 雷射治療促進齒槽骨癒合

　　另外兩位患者是 30 多歲的女性和 20 多歲的男性，都是全口嚴重牙周病患者。我們都藉由同樣的模式治療，分別在左上犬齒和右下第二小臼齒，獲得牙周病齒槽骨自然癒合再生的效果，不需要經過第二階段牙周翻瓣手術或是牙周再生手術 ，就獲得良好的控制，免除了牙周病變得更嚴重或是不幸拔除的命運，自然齒同樣也都能維持十年以上。

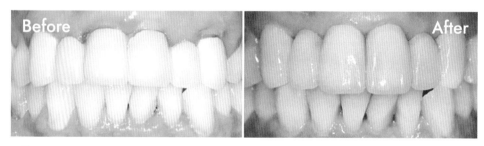

⬆ 牙周治療前後，牙齦紅腫發炎狀況明顯改善，也更換了更為美觀的假牙。

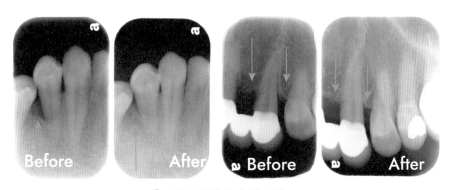

⬆ 牙周齒槽骨自然再生。

🦷 牙周病的雷射治療應用

軟組織

在軟組織手術方面,傳統使用刀片只要開始有切線就一定會流血,而使用雷射處理,則能同時達到「切割」與「止血」的效果,不必使用麻醉藥或是降低用量,甚至也不太需要縫合,能讓傷口較小、恢復癒合比較快。**適合使用在牙齦切除與整形、牙冠增長術、繫帶切除術。**

而傳統的牙周翻瓣手術或牙周再生手術中,步驟會有切開、清創、骨修整與補骨再生、縫合等;雷射的優勢是能在「清創」時有輔助的效果,能夠同時清潔殺菌,減少止血改善癒合。

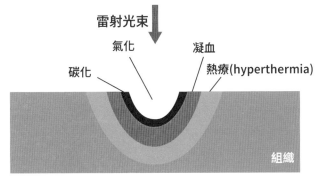

⬆ 雷射在軟組織處有切割、清創、止血、改善癒合的能力。

硬組織

　　而在硬組織處理「骨修整」方面，日本學者整理了多方的研究：雖然雷射治療的準確度可能稍高，但認為使用牙科的鑽針或是使用水雷射修整齒槽骨的術後骨頭恢復，並沒有很明顯優越的結論存在。因此，在這方面的好處似乎僅有減少了牙科高速手機的聲音與震動，而讓患者看診心情較放鬆的效果。

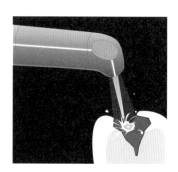

⬆ 水雷射能夠切割硬組織，除了可以修整齒槽骨以外，也能夠去除蛀牙齒質。

🦷 植牙的雷射治療應用

　　植牙手術因為也要修整骨頭，所以在植牙領域也有醫師利用雷射執行植牙的步驟。在此部分，學者得到用雷射修骨和傳統鑽針相比，結果是類似的結論：雷射修整齒槽骨的術後骨頭恢復，並沒有很明顯優越的結論存在。反倒在「植體周圍炎」的治療方面，雷射在「清創」同樣具有優勢。

　　由於人工牙根的表面粗糙，幾乎不可能利用傳統器械清潔，清創的同時也可利用雷射消毒受感染的植體表面，達到治療目的。只不過，「植體周圍炎」處理的效果常常很難預測，不得已時最終還是得犧牲移除植體，這確實一直都是醫師和患者的共同夢魘。所以以牙周病專科醫師的角度來說，建議還是寧願盡量預防，在植牙前就先把牙周病好好地控制穩定，再開始植牙療程，減低植體周圍炎的機會。

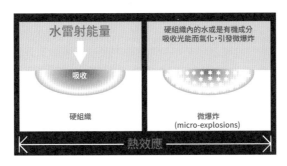

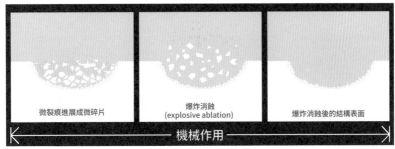

🔼 水雷射修整硬組織的過程與原理。（Aoki,2015）

植體周圍炎是植牙最常聽到的併發症，發生率高達 12%-43%。想更了解什麼是植體周圍炎、發生症狀和治療方式，請見第五章更詳細的說明（請見 P214，5-2）。

🦷 牙周病雷射治療有風險，需慎選牙周病專科醫師

雖然雷射在牙周病治療上有很多優點，但使用雷射並不是一定不會有風險。目前台灣牙科雷射的理論觀念與操作方面，在學校甚至醫學中心都沒有完整系統性的教育訓練課程。大部分醫師都是參加廠商的操作說明後自行操作，在有了經驗後再和其他醫師交流的模式中熟悉設備。

事實上，雷射一定要謹慎操作，從個人安全防護、雷射系統種類選擇、功率與參數設定、甚至是雷射光纖照射到組織的時間和距離，都需要有一定的經

驗。研究中也顯示，光能轉化成熱能若是持續累積，可能會有牙齒表面損傷、牙周骨頭壞死、齒髓內溫度增加等併發症。

因此，如果想要接受雷射牙周病治療，建議不僅要找對牙周病有專長的醫師，也應詢問醫師是用哪一類的雷射。以目前的治療觀念，若僅僅使用軟組織雷射而不配合牙周病治療器械，是沒辦法清除牙結石治療牙周病的。另外，療程進行前一定要仔細評估或與您的醫師討論，採用價格較昂貴的雷射儀器對您的牙周病治療效果是否有實際幫助。

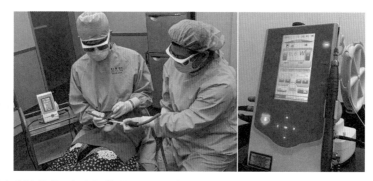

⬆ 使用雷射設備需要配戴護目鏡；療程不同，雷射設備設定參數也會不同。

2-5
水雷射是什麼？

🦷 一次看懂水雷射治療原理、效果與優缺點

在前一個章節，我們已介紹過雷射的原理，以及雷射在牙科、牙周病治療中的角色。其實，雷射牙科的進展隨著科技進步，設備方面也不斷更新與改進，除了一般的二極體雷射，近年來，「水雷射」已經漸漸成為牙醫界雷射的主流。

接下來我會更深度介紹什麼是「水雷射」；另外，針對水雷射牙周病治療，我也會詳細介紹結合「水雷射」、「一階段式全口牙周病治療」和「數位牙科技術」的「一日全口水雷射牙周病治療」。這種水波雷射牙周病治療能夠免去一般傳統牙周病治療的不適，達到微創、溫和、安靜舒適的療程感受，安全性高、治療效果極佳，也是許多人詢問度很高的治療方式。

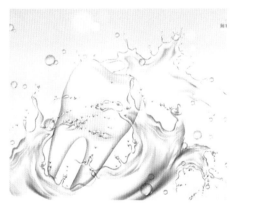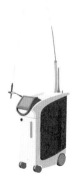

⬆ 水雷射使用在牙周病治療中，結合「激光雷射」與「水波能量」，具有微創、溫和、安靜舒適的特色（左）日本「Morita AdvErL EVO」水雷射設備（右）。

牙科早期的雷射設備有：二極體雷射、Nd:YAG 或是 CO2 雷射，這類雷射治療的原理是利用特殊波長的光線；由於人體某些組織會「直接」吸收這些光線產生熱能，集中的熱能就會產生高溫殺菌的效果。

　　不過與此同時，卻因為沒有冷卻的機制，對於牙周周圍的組織相對容易造成損害。尤其二極體雷射和 Nd:YAG 屬於「深入穿透型」雷射，操作不慎就比較容易引起齒槽骨壞死的副作用，早期雷射牙周病治療的不良反應或是副作用，很多都是因為這樣造成的。

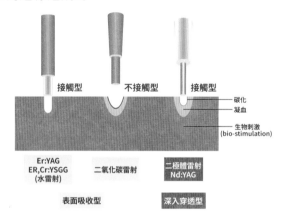

⬆ 操作不同的雷射種類，作用方式和穿透深度有所差異。

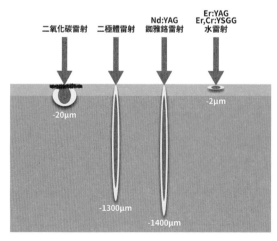

⬆ 在穿透深度方面，與早期其他種類雷射設備比較，水雷射的作用深度較淺。

🦷 水雷射和傳統治療的差異

　　水雷射和傳統雷射雖然同樣是特殊波長的光線，但應用原理上有所不同。水雷射的原理是利用水來吸收雷射光能量，水分子吸收光能會被激發高速動能，產生去除發炎組織或是切割牙齒、齒槽骨的能力，間接成為治療媒介。其最大的特色是在雷射激發同時噴水和空氣，使牙齒和牙周持續控制在低溫狀態，可避免熱能集中造成傷害，進而提高療程安全性。

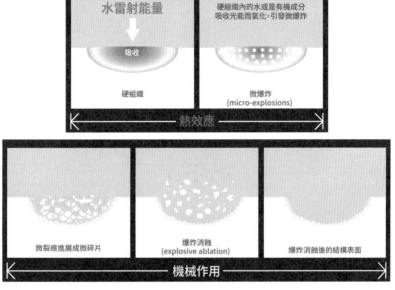

⬆ 水雷射修整硬組織的過程與原理。

　　此外，水雷射屬於「表淺型」雷射，不易把熱能傳導集中到深層組織，安全性高。目前我在牙科設備廠商看到的只有兩類雷射能稱作「水雷射」，它們分別是 *Er:YAG 雷射（波長：2940nm）和 *Er,Cr:YSGG 雷射（波長：2780nm）。當然，新式水雷射要價不菲，設備費用將近是傳統雷射的十倍！

* 註　Er:YAG：Erbium-doped Yttrium Aluminium Garnet
　　　Er,Cr:YSGG：Erbium, Chromium:Yttrium-Scandium-Gallium-Garnet

和各種類雷射相比，水分在波長為 2940nm 的 Er:YAG 雷射吸收率是最高的。光能被水吸收後轉化為水分子的能量，間接產生療效。其他種類雷射則會被組織內的血紅素或是黑色素直接吸收。

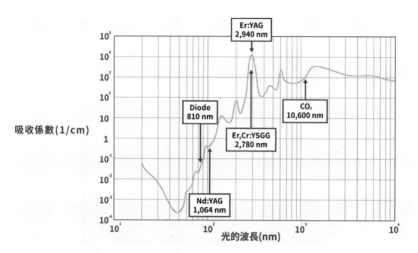

⬆ 各類型雷射水分吸收率的比較，Er:YAG 雷射吸收率最高。（Aoki,2004）

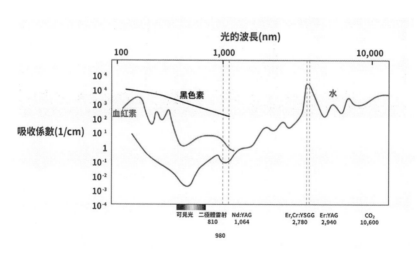

⬆ 各類型雷射光能轉化率的比較，Er:YAG 雷射可間接產生療效。（Aoki,2015）

水吸收能量後，能夠在含水組織內產生切削力，因此醫師能依治療需求調整各種水雷射的參數；同時治療中可以透過持續噴水，控制溫度避免過熱。

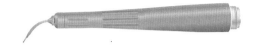

🔼 雷射手機的尖端可以依照治療目的或感染控制做更換。

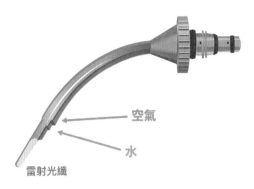

空氣

水

雷射光纖

🔼 雷射光纖側邊有控制輸出水與空氣的裝置，讓醫師可依治療需要調整水或空氣的大小。

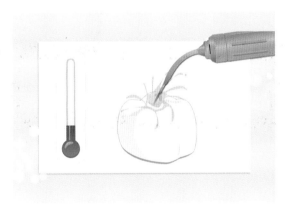

🔼 水雷射治療中，透過調整水量輸出使牙齒和牙周控制在低溫狀態，避免熱能集中傷害。

傳統牙周病治療是採用超音波洗牙機和牙周刮刀，深入牙周囊袋把牙根表面的牙菌斑和牙結石盡量去除。初階段的牙周病治療我們會把全口分成四區，一次治療一區，總共 1.5-3 個月治療完。我在門診常遇到的經驗是，大部分患者並不喜歡跑牙醫診所，容易半途而廢。加上傳統的牙周病治療確實較不舒服，需要注射局部麻醉，術中也有很多器械的震動或是噪音，尤其在利用牙周刮刀去除發炎組織時較容易流血，牙齦萎縮的情況也會比較明顯，使得不少人抱怨術後牙根敏感。

　　此外，牙周病的病原是「細菌」，傳統牙周治療雖利用手工盡量移除牙結石，但是存在於牙根表面或是發炎組織中的細菌叢（bacteria conlony），是傳統牙周治療無法清除的。這樣的限制可能會影響到初階牙周病治療的療效，接下來就常會直接要進入到第二階段的牙周翻瓣手術療程。

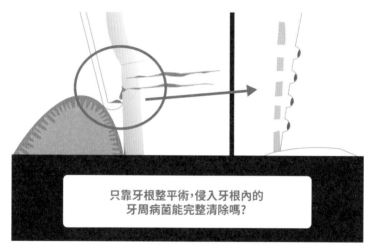

只靠牙根整平術，侵入牙根內的
牙周病菌能完整清除嗎？

⬆ 傳統牙周病治療利用器械刮除牙結石，但是牙周病病原「細菌」卻不見得能
　夠去除。

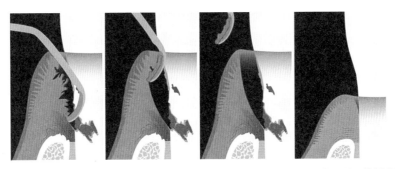

⬆ 傳統牙周病治療利用牙周刮刀去除發炎組織，會有較明顯的牙齦萎縮情況。

因為水雷射光能可以轉化為水波能量，除了有移除牙結石的能力，也兼具有效殺菌、具有刺激組織活化、縮短復原與消腫的效果。從各國有公信力的醫學研究報告來看，水雷射確實能夠輔助傳統牙周病治療，彌補傳統牙周病治療的不足，甚至能夠單獨治療牙周病。從我的牙周病治療經驗來看，牙周病利用水雷射治療後，在術後的恢復、牙肉消腫的狀況確實都有很好的結果。

下面的影片可以看到我們利用水雷射清除牙結石的過程及效果。

水雷射去除結石影片

從牙周病治療的專業角度來說，水雷射牙周病治療具有以下特色：

❶ 安靜低噪音、療程壓力低，減少傳統牙周病治療時超音波洗牙機與牙周刮刀產生的噪音與震動感。

❷ 對於牙周囊袋、清除發炎組織同時，有效滅菌、降低出血、傷口較小。

❸ 療程低疼痛，減少牙科局部麻醉藥使用量。

❹ 刺激健康組織修復，癒合速度加快、減少術後不適。

❺ 微創安全，適合系統性疾病如糖尿病患者或服用抗凝血劑的患者。

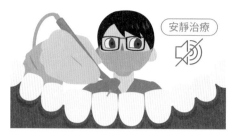

⬆ 水雷射牙周病治療特色 1：安靜低噪音，減少療程壓力。

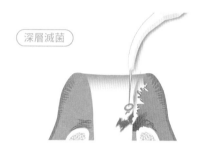

⬆ 水雷射牙周病治療的特色 2：深層清除發炎組織，有效滅菌。

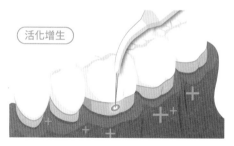

⬆ 水雷射牙周病治療的特色 3：刺激健康組織修復，加快癒合速度。

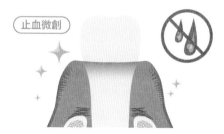

⬆ 水雷射牙周病治療的特色 4：微創傷口小，降低術中出血。

🦷 一日全口水雷射牙周病治療

前面我們提過，傳統牙周病治療通常分成四次治療，療程大約需要 1.5-3 個月。但是，牙周病有沒有可能縮短療程的時間，讓患者更方便、治療過程更舒適，甚至是提高牙周病治療的效果呢？這不僅是許多牙周病患者的期待，更是我在這領域一直努力的方向。

其實早在 1995 年，比利時學者的研究團隊就已經提出「一階段式全口牙周病治療」的概念。該學者認為因為口內的細菌還是能夠傳染或轉移，採分區治療方式，治療過的區域可能會被還沒有治療過的區域傳染，造成牙周病復發，所以建議在 24 小時之內就把全口牙周治療完成。從他的臨床研究結果來看，此方式確實也存在一些臨床指標有較理想的結果。

傳統利用超音波洗牙機和牙周刮刀的治療方法，一階段全口治療對於醫師和患者都比較辛苦，也容易有明顯的術後不適，這也是以前較少人選用一階段式全口牙周病治療的原因。但現在搭配水雷射，讓我們可以在一天之內一次完成全口牙周病治療，不僅減少了看診的時間與次數，利用水雷射加速癒合的特色，很少有術後腫痛、流血或明顯的術後不適，且通常治療後就能夠正常飲食。

目前我的診間也有提供「Premium OneDayCare 治療」，能為工作忙碌或居住外縣市、國外的患者一日完成全口牙周治療，並於線上追蹤療效，減少來回診間的次數與時間。

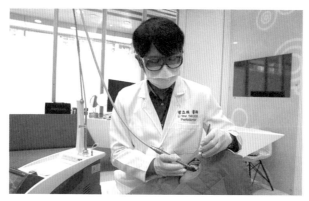

⬆ 微創安全的水雷射治療牙周病過程。（照片／葉立維醫師提供）

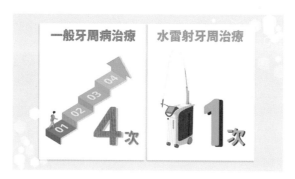

⬆ 一日水雷射牙周病治療可一次完成，治療次數低於一般傳統牙周病治療。

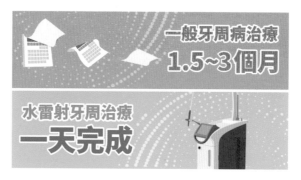

⬆ 一日水雷射牙周治療時間優於一般傳統牙周病治療。

🦷 水雷射的牙周手術優缺點

在牙周手術方面，水雷射和傳統器械或其他設備的優缺點比較，可以從切割組織、清創能力和術後癒合方面來分析。

傳統牙周翻瓣手術，通常我們會使用刀片來切割，刀片直接進入組織後，自然而然就開始有明顯的流血；而雷射切割的特色是，從表層開始一層一層薄薄地慢慢去除，同時有殺菌止血的效果。並且雷射的溫熱散發效應，也會讓周圍的組織活化而產生更好的癒合效果；另一方面，手術醫師清晰的視野下，更能夠把組織塑造成希望的型態。

只不過使用不同的雷射會有不同的癒合狀況，操作也有不同的風險，這跟前面文章提到的雷射穿透深度是有關聯的。水雷射因為在術後癒合更為迅速，並且有極低的熱效應與安全性，使得它不論和傳統器械或是二極體雷射相比，都更為優越。

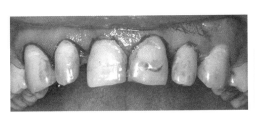

⬆ 傳統牙周手術利用刀片切割牙齦組織，會有較明顯的流血狀況。

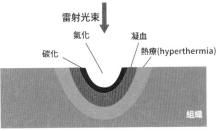

⬆ 用雷射光束去除發炎組織，切割同時有凝血止血效果。

在清創能力方面，依照臨床的治療需求，水雷射（Er:YAG 或 Er, Cr:YSGG）的手機尖端可以有 20 種以上不同設計，產生不同的雷射光線照射方式。其中在牙周手術中，水雷射能對牙根的表面、發炎組織或是骨頭缺損深處，達到更完整的清潔、消毒滅菌，特別是傳統器械所難以達到的位置例如牙根分岔處，水雷射有其優勢。

傳統的牙周翻瓣手術中，會利用「手動器械」或是「高速手機鑽針」把齒槽骨修整成符合生理的形態。前者對於組織的損傷是比較小的，缺點是手術中的角度會比較受限，效率也較低；後者利用機器操作，雖然速度較快，但周邊的組織損傷比較大，或產生過熱現象使齒槽骨損害。

早期雷射（CO2、Nd:YAG、二極體雷射）是無法使用在人體硬組織（骨頭或牙齒）上的。但新式水雷射能選用適合的尖端設計，讓治療的角度不受限制，同時利用纖細的光線特性精準地修整齒槽骨而不產生過熱現象，對組織的損傷極低。並且水雷射有低噪音與低震動的特點，也能減輕手術患者的恐懼與壓力。

依臨床的需要，水雷射有各種不同的尖端設計，產生出不同的照射方式或角度；另一方面，面板上也有各種參數，需要由專業有經驗的醫師來操作或調整。

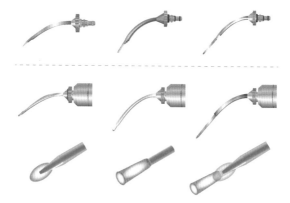

⬆ 水雷射的尖端設計類型（上），不同設計有不同的照射方式和角度（下）。

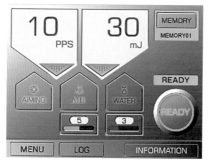

⬆ 水雷射設備面板參數需由專業有經驗的醫師來操作。

🦷 水雷射的植牙療程應用

水雷射對於軟組織、硬組織都能夠處理，因此也可應用在植牙手術。在傳統植牙手術的步驟中，水雷射可以取代一部分流程。如同在牙周翻瓣手術中我們所提到的切割或是骨頭修整，在植牙過程中，使用水雷射的優勢是傷口更小、術後恢復更快。除了做為植牙過程中的輔助工具，水雷射在植牙相關的領域中，也被用來治療「植體周圍炎」。

植牙也會有牙周病（植體周圍炎），研究顯示統計發生率大約至少有 3 成！其中風險因子包含：口腔衛生不良、牙周病、抽菸、糖尿病。隨著支撐人工牙根的齒槽骨逐漸流失，植牙也可能會鬆動脫落。

植體周圍炎確實一直是醫師和患者的共同困擾，這是因為通常植體周圍炎發生時，齒槽骨的破壞速度比自然牙還要快，並且治療的效果難以預期，常常不會很理想。所以我的治療策略是在植牙前就要預防它，包括好好地治療牙周病與戒菸，接受完善的牙周病治療能延緩自然牙的破壞或流失。另一個策略就是盡量保留能治療的牙齒，延緩植牙的時間，因為治療牙周病的效果通常比植體周圍炎可預期。

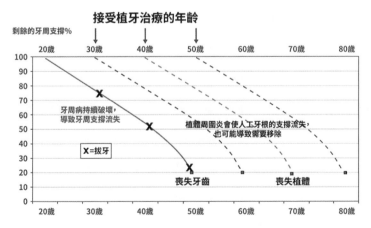

⬆ 如同牙周病破壞牙周支撐，植體周圍炎也會減少植牙壽命導致需移除植體。
（Lundgren, 2008）

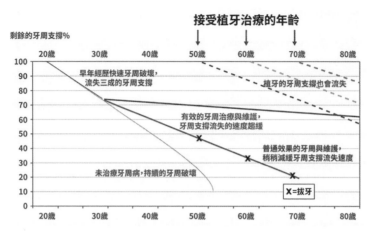

接受植牙治療的年齡

剩餘的牙周支撐%

早年經歷快速牙周破壞，
流失三成的牙周支撐

植牙的牙周支撐也會流失

有效的牙周治療與維護，
牙周支撐流失的速度趨緩

普通效果的牙周與維護，
稍稍減緩牙周支撐流失速度

未治療牙周病，持續的牙周破壞

X＝拔牙

⬆ 好好治療牙周病能夠延緩自然牙的破壞或流失，以及延後植牙的需求。
（Lundgren, 2008）

　　若真的不幸發生植體周圍炎，研究顯示，水雷射在目前是被認為較有效的
治療工具。這是因為和傳統的治療方法例如使用牙周刮刀、消毒水沖洗、置放
局部抗生素等相比，水雷射能夠同時對極為複雜、受污染的人工牙根表面和感
染的齒槽骨缺損，達到相對完善的清創滅菌能力。

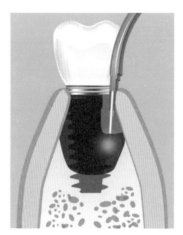

⬆ 使用水雷射與特殊雷射尖端設計，輔助治療植體周圍炎。

2-6
牙周病要治療多久？

🦷 一日全口水雷射的時間優勢

2008 年至 2011 年我在台大醫院牙周病科接受專科訓練期間，基本上都是以傳統方式進行牙周病治療。傳統牙周治療確實是有效的，但是它仍存在不少缺點。

通常在傳統牙周病治療遇到的困難有以下三點：

❶ 容易半途而廢。
❷ 手術過程和術後敏感不適。
❸ 需要頻繁回診與追蹤刷牙狀況，不易配合時間。

以我的看診經驗，患者從評估檢查、擬定治療計畫、第一階段口內分區治療、檢查與改善刷牙技巧，前述大概就需要至少六次以上的約診，還不包含接續的分區第二階段牙周翻瓣手術、全口重建療程。除了治療本身可能產生的敏感不適以外，患者到醫院接受長期多次約診，療程時間不易配合，都會讓患者容易因各種因素中途放棄。

曾經有一位從宜蘭到台大通車前來治療的患者，從第一階段治療完成後接續第二階段一共四次牙周手術的療程，我幫他計算過，為了治療牙周病，他來台大的約診就超過 30 趟。統計我在台大治療的患者，真正能從頭到尾治療完成進入到牙周維護期的人數，大約僅佔總患者數的十分之一。治療後若是沒能長期追蹤，就會容易導致牙周病控制不佳或是復發。

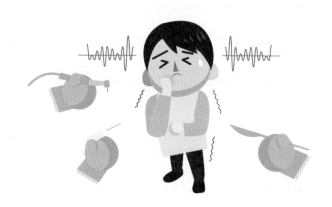

⬆ 傳統牙周病治療的缺點 1：手術過程令人畏懼。

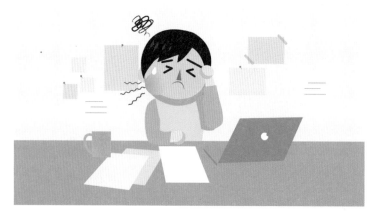

⬆ 傳統牙周病治療的缺點 2：明顯的術後腫痛不適，影響生活作息。

🦷 傳統療程的不適，可選擇牙周病專科醫師搭配水雷射治療

　　我在前面的章節提到過，其實水雷射的應用很廣，包含根管治療、植牙、蛀牙處理等等。而使用水雷射治療牙周病的效果如何？我想提醒大家，不要忽略要接受「牙周病」治療的本質。牙周病的療效除了高端的設備之外，還得要配合醫師專業規劃完整的治療計畫與方案才行。

從牙周病專科醫師的角度來看，醫師本身對於傳統牙周病治療必須非常熟練，配合水雷射設備進行牙周治療效果才會有效。因此我會建議由國家認證的衛福部定牙周病專科醫師來診療。

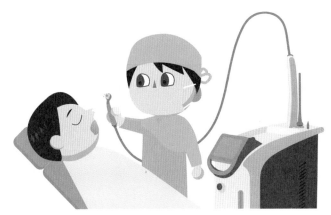

⬆ 水雷射牙周治療有微創、舒適、快速的特性。

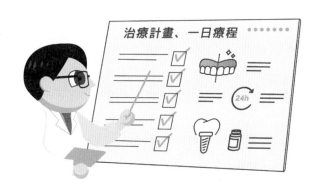

⬆ 水雷射牙周治療有機會在一日完成，建議由國家認證的衛福部定牙周病專科醫師診療才有保障。

🦷 一日全口水雷射治療可縮短治療時間，解決工作生活排程困擾

利用水雷射設備，可以讓我們使一日一階段式全口牙周病治療所產生的不適感降低，達到快速有效，節省患者的時間。對於居住外地、時間緊迫、較不易配合多次就診的患者，就非常適合選擇這樣的治療方式。

並且我們可以利用通訊軟體專人叮嚀追蹤患者的口腔衛教，保持牙周病治療的成果。此外，因為牙科可能不只有牙周病需要處理，縮短牙周治療的時間，可以讓有矯正或假牙重建需求的患者盡快接受下一階段療程。

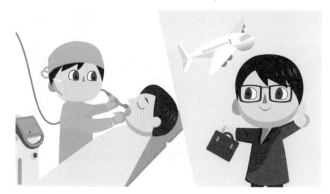

⬆ 一日完成的水雷射牙周治療，不用擔心會因療程影響出國工作或唸書的計畫。

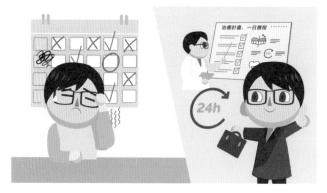

⬆ 水雷射牙周治療縮短在一天完成，也能減少排程排假的困擾。

116

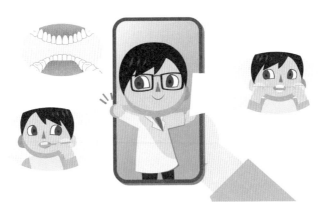

⬆ 利用通訊軟體追蹤術後狀況、叮嚀口腔衛教，確保牙周病治療效果。

🦷 一日全口水雷射牙周病治療案例

案例一 水雷射牙周病治療配合根管治療，拯救骨頭嚴重破壞的牙齒避免拔牙

年約 50 歲的工程師 C 先生，最主要的問題在於門牙反覆發炎化膿，曾就近在住家附近看診，評估後被建議拔牙。C 先生的同事是我的牙周治療患者，因對治療成果滿意，即介紹他來找我評估，聽聽專科醫師有沒有不同的建議。

在初步檢查後，我發現這顆牙齒周圍骨頭破壞嚴重，條件確實非常不好，合併牙周牙髓病灶，保留牙齒方向治療成功率的確不高，拔牙也是合理的治療選項。但後續如果想要植牙，齒槽骨破壞缺損如此嚴重，植牙條件也可能不佳。

與患者溝通後發現，患者有強烈保留牙齒意願，希望朝保留牙齒的方向治療。同時患者也想要儘快處理，因此在牙周病治療部分選擇較有效率的「一日全口水雷射牙周病治療」，牙髓病灶同時與院內牙髓病專科醫師會診進行根管治療。

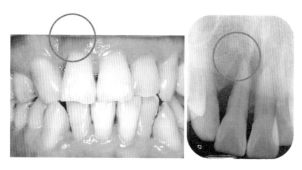

⬆ 患者右上正中門牙牙齦明顯紅腫，X 光片顯示齒槽骨已經破壞超過根尖處，也呈現疑似有牙根尖囊腫的影像。

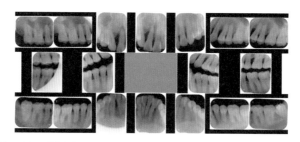

⬆ 除了上顎門牙區，其他區域也有牙周齒槽骨流失現象。

　　在正式治療前，我把搖晃的牙齒先利用牙周固定線（Ribbond）進行齒間固定，降低動搖度後，才能增加牙周再生的機會，也讓根管治療較容易進行。

　　治療中我會常規搭配牙科放大鏡操作，交互使用水雷射、石英震盪超音波，結合多年來治療牙周病的經驗，盡可能完整去除深層牙結石，這樣能減少牙周刮刀的使用，降低患者不適感。

　　治療過後，我們安排每週一次的線上口腔衛教檢查，確保患者的居家維護是正確的，才能保持治療效果。經過初步牙周和牙髓治療，患者牙齦出血和化膿情況已有改善。品質比較好的第一階段牙周病治療，我們能夠獲得一些牙周自然再生效果。

　　現階段追蹤的情況，保留牙齒的機會有明顯提升，接下來我會建議患者接受第二階段牙周再生手術填補齒槽骨缺損的空間，最後再進入定期牙周維護階段。

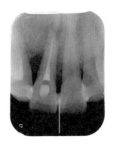

⬆ 「一日全口水雷射牙周病治療」和根管治療後追蹤，可以看到部分牙周自然再生的效果。箭頭所示為齒間固定（Ribbond）影像。

案例二 中度牙周炎合併牙髓壞死，經水雷射牙周病治療、根管治療、牙周再生手術成功保留牙齒

　　另一位來自新北市科技業的患者，因為右上第一大臼齒旁的牙齦反覆化膿出血、咬合無力，在住家附近就近尋求醫療協助，只不過醫師給他的診斷是嚴重牙周病，建議拔牙。因為想要保留自己的自然牙和瞭解牙周病如何治療，透過網路搜尋相關衛教知識後，來到我的門診。

　　初診時，我們徹底檢查其口內狀況，也拍了 X 光片評估齒槽骨狀態。除了右上第一大臼齒破壞較嚴重之外，大部分的齒槽骨流失還不到牙根長度的一半，因此我們診斷是全口中度、局部嚴重慢性牙周炎。此外因為右上第一大臼齒我們測了牙神經活性無反應，因此也診斷出是齒髓壞死。

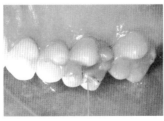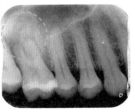

⬆ 右上第一大臼齒大範圍缺損是由樹脂填補，邊緣已呈現不密合有二次蛀牙的現象（左）。局部 X 光片顯示牙根周圍齒槽骨嚴重破壞，導致患者產生咬合無力的感覺（右）。

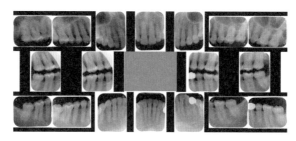

⬆ 全口 X 光片顯示患者牙周齒槽骨呈現中度流失。

　　治療方向除了全口水雷射牙周病治療以外，針對最嚴重的第一大臼齒我給予兩種選擇：第一種方案是全力保留；這顆患齒由於齒髓壞死，建議由牙髓病科專科醫師來進行根管治療。同時齒槽骨的破壞嚴重，因此需要進入第二階段牙周再生手術治療的機率非常高。上述療程完成後，還需要用覆蓋式 3D 齒雕或是牙冠修復根管治療後的缺損。

　　只是這個方案的不確定因素較高，預算可能會跟一顆植牙差不多，也要花滿多時間追蹤治療成效，因此第二種方案就是拔牙，之後再評估缺牙修復，方式可能是傳統牙橋或是人工植牙。因為患者本身有強烈留牙動機，最後選擇了第一種方案。

　　經過第一階段牙周治療、根管治療、覆蓋式 3D 齒雕修復，在術後大約 3 個月的追蹤時，如同我們預期的狀況，他的牙齦紅腫發炎與咬合無力問題雖然確實有改善，但牙根分岔處仍然有比較深的牙周囊袋和齒槽骨缺損，依照計畫進入第二階段的牙周再生手術。透過手術補骨、置放再生材料，術後 6-8 週牙周狀況已經改善穩定，目前進入牙周維護階段，大約半年追蹤一次。

　　雖然患者從新北市來桃園診所每次開車都要超過 1 小時，但因為順利保留了牙齒，對於牙周定期檢查或是後續兩顆蛀牙的修復患者都欣然配合，這對我們醫療人員來說也感到莫大鼓舞與肯定。

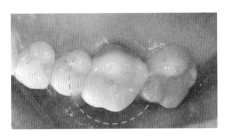

⊕ 根管治療後 3D 齒雕修復。

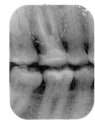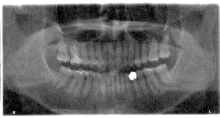

⊕ 牙周再生手術後已經把骨缺損修復，術後恢復良好。

🦷 一日水雷射牙周治療降低看診壓力，提升微創、舒適目標

近幾年我的專利「多重式雷射牙周治療與護理設備」，採取「一日全口水雷射牙周病治療」流程，是我常規治療牙周病的方式。同時搭配空氣抽吸設備與抗噪耳機，兼顧防疫且減低患者治療時的壓力。如果是更為緊張焦慮的患者，也可以選擇舒眠鎮靜的方式來執行。利用更有效率的方法，也能達到微創、舒適的目標。

也因為在這方面已累積許多經驗，很多患者不遠千里從外縣市、金門、澎湖甚至海外（鄰近的香港或北美）來治療；或者是有出國計畫、滯台時間短需返回國外求學工作，不希望被牙齒問題耽誤的患者，都能針對其需求做客製化的治療計畫，盡量符合患者的個別情況。

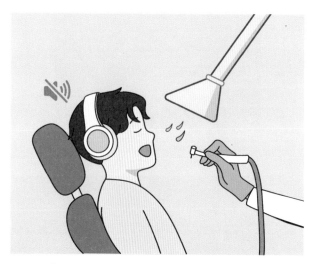

↑ 低噪設備可減輕患者的心理壓力。

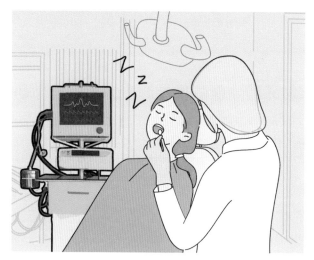

↑ 也可以選擇在舒眠狀態進行治療。

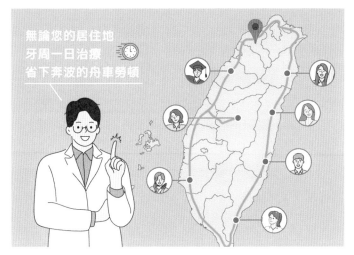

⬆ 「一日全口水雷射牙周病治療」，適合遠距離患者採用。

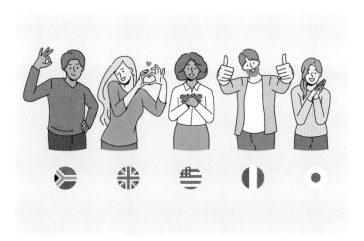

⬆ 一日水雷射牙周治療提高效率，也適合國外患者來台進行治療。

2-7
什麼是牙周手術？何時需要手術治療？

　　大多數患者經過「牙周病治療第一階段」後，牙周可獲得初步控制。但有些患者因牙齒構造、齒槽骨凹凸不平、或軟組織形態異常等因素，會造成牙周囊袋過深，導致日後不易維護清潔，此時我們便會視情況建議患者進行牙周手術治療，減低或消除過深的牙周囊袋。

　　牙周手術（牙周翻瓣手術）的過程可能包含「清創」、「骨修整手術」及「牙周再生手術」。簡單來說，手術是透過小範圍的將牙齦翻開，讓牙周醫師可以更清楚看到牙根與齒槽骨，有效處理附近的骨組織或軟組織。

　　牙周手術的目標是希望透過精細技術重塑或恢復牙周組織，改善牙周環境，消除潛在風險。減低或消除牙周囊袋，去除原本的清潔死角，醫師與患者才能夠達到定期及日常維護清潔。

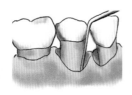

牙周難症
骨內缺損導致牙周囊袋無法降低。

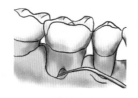

牙周難症
牙根分岔侵犯為清潔的死角。

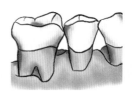

同時有骨內缺損及牙根分岔侵犯，建議以手術改正。

在這階段的牙周手術大致可分為「牙周翻瓣手術」、「骨修整手術」及「牙周再生手術」。

🦷 牙周翻瓣手術及骨修整手術

牙周翻瓣手術是指透過手術將特定牙齦翻開，增加牙周醫師的清潔視野，更徹底的清除牙根結石及致病細菌。

骨修整手術是指牙周病患者若因為長期骨頭不平均破壞或凹凸不平時，可以透過手術修整齒槽骨的形態，使其符合牙齒的生理狀態。

經由牙周翻瓣手術或骨修整手術徹底清潔牙周深處及牙根後，牙周囊袋才能降低，並且牙肉才會重新緊密貼合回牙根表面及齒槽骨，使牙齒恢復健康，延長壽命。

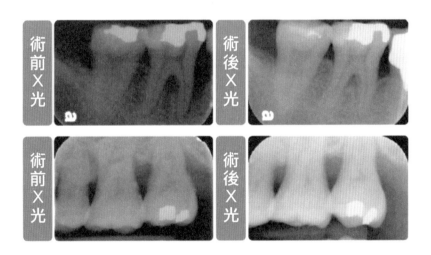

手術步驟：牙周翻瓣手術合併骨修整手術

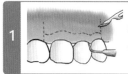
1. 中重度牙周病骨缺損較深入，經第一階段治療無法有效降低囊袋。

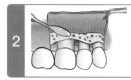
2. 藉助牙齦翻瓣的方式，會有更好的視野。

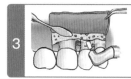
3. 徹底清潔牙根表面及發炎組織，修整牙周骨缺損。

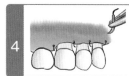
4. 癒合後牙周囊袋改善，有助牙周健康的維護。

牙周翻瓣手術的費用

網路或 PTT 論壇上常看到各種關於牙周翻瓣手術費用、健保給付、保險理賠的問題，我們也整理下列資訊供大家參考。

一般來說，牙周翻瓣手術的費用高低取決骨頭缺損範圍大小及材料而定。要注意的是，手術過程中若需要「骨粉」、「再生膜」、「再生材料」，也會影響到手術費用及手術的成效。

至於牙周翻瓣手術是否有健保給付？以目前的法規而言，牙周翻瓣手術在一般醫療診所並無健保給付。若在區域醫院等級以上進行手術，則健保有給付手術費，但決定牙周翻瓣手術費用高低的材料費仍需自費。這也是許多牙周病患者在評估醫師資歷、評價、就診便利性後，可能會選擇在一般診所找牙周病專科醫師做牙周翻瓣手術的原因。

🦷 牙周再生手術

　　若條件允許，牙醫師可能會建議您接受牙周再生手術。除了清除病灶外，也透過高品質骨粉、膠原蛋白再生膜或牙釉基質衍生物等生物材料，提供牙周組織良好的再生復原空間，改善流失的骨地基。牙周再生手術技巧很重要，由受過牙周病專門訓練的醫師來處理，可得到較好的結果。

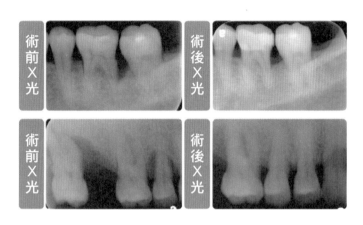

手術步驟：牙周再生手術

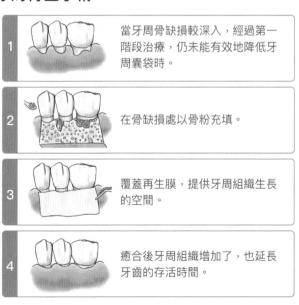

1　當牙周骨缺損較深入，經過第一階段治療，仍未能有效地降低牙周囊袋時。

2　在骨缺損處以骨粉充填。

3　覆蓋再生膜，提供牙周組織生長的空間。

4　癒合後牙周組織增加了，也延長牙齒的存活時間。

牙釉基質衍生物（EMD）

瑞士產品 Emdogain 證實能有效讓失去的牙周組織恢復再生，對於保留被牙周病破壞的牙齒有正面療效。目前已廣泛於歐洲、美國、日本臨床使用超過 10 年。

與膠原蛋白再生膜相比，Emdogain 號稱「液態的再生膜」，能達到更微創的手術範圍，相對減少術後不適與牙齦萎縮問題，並且臨床經驗也顯示牙肉的恢復更迅速。適用於前牙美觀要求較高的區域。

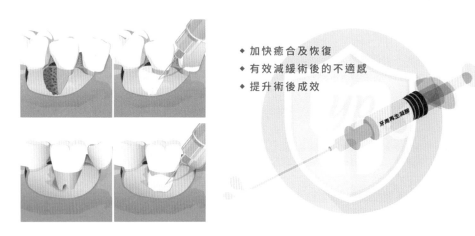

◆ 加快癒合及恢復
◆ 有效減緩術後的不適感
◆ 提升術後成效

🦷 牙冠增長術

牙冠增長術是一般牙醫師或牙周專科醫師可能建議患者接受的常見療程。這個療程不見得是單純因為牙周病而建議的牙周手術，以下我們就來介紹什麼是「牙冠增長術」。

牙冠增長術的目的

牙齒在口內看得到露在牙肉外的叫做「臨床牙冠」（clinical crown）。牙冠增長術的目標就是要**增加臨床牙冠的長度**。

哪些情況要做牙冠增長術？

通常醫師會建議患者做牙冠增長術的情況可能有以下幾種：

❶ 牙齦下的蛀牙或斷裂

牙齦下齲齒或是牙齒斷裂到牙齦下方，造成填補材料或是假牙必須深至牙齦下方，侵犯到牙齒的「生物寬度」*註，此時因填補或印模時口水、血液干擾，導致填補物或假牙無法盡量密合，而有容易脫落或二次蛀牙的問題。（請見 P25，1-1）

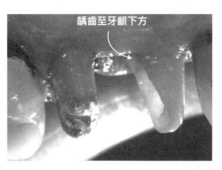

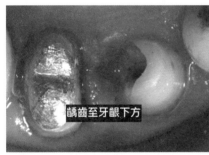

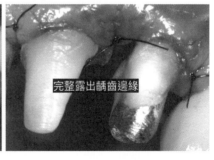

* 註 生物寬度：假想您一個人在公車站牌等公車，一位陌生人從遠方走來，漸漸愈來愈靠近。直到怎麼樣的距離，您會想要後退或離遠一點？如果是我的話，可能 1 公尺以內就在警戒準備後退了。同樣的，我們的牙齦和齒槽骨遇到外來的細菌也會保持一定的距離（通常平均是 2-3 公釐），這個距離就是「生物寬度」的概念。

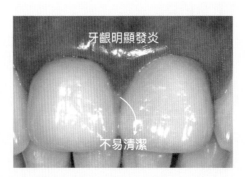

牙齦明顯發炎

不易清潔

⬆ 假牙和牙齒接合處侵犯到生物寬度而造成牙齦發炎。

❷ 固定假牙的高度不足容易脫落

通常醫師設計假牙時，牙齒本身還是必須要有一定的高度，以提供固持力和穩定度，沒有辦法完全依賴牙科黏著劑。

❸ 美觀因素

若患部是前牙區，因為影響到笑容美觀性，評估因素會更多。在牙冠增長術中可能去除部分的牙齦，並且修整齒槽骨至符合生理狀態，待術後6-8 週牙肉穩定時可以製作正式假牙或陶瓷貼片。針對牙周美學相關的手術，我會在第六章「牙周整形手術」做更詳細的說明。（請見 P285，6-1）

牙周翻瓣、牙周再生、牙冠增長術後注意事項

- 麻藥完全退除後才可進食。（依個人體質所需時間不同，一般約 2 至 3 小時）
- 術後 1 天內：可冰敷傷口外側皮膚，以減少腫脹及疼痛。（方式：冰敷 10 分鐘、休息 5 分鐘，反覆施行至臨睡前）
- 術後 1 至 3 天：因傷口會微微滲血，口水帶血絲及血味為正常現象，勿舔或吸吮傷口、避免頻繁的漱口與吐口水、避免熱燙或刺激性食物（例如：硬食、酒、咖啡、汽水⋯⋯），以「溫」的流質食物為主。
- 術後 4 至 7 天：手術區臉部或頸部出現的瘀青及腫脹會逐漸消退。術後第 3 天起可溫熱敷，以改善腫脹狀況。
- 術後 7 天內：禁止抽菸、避免從事劇烈運動，以免造成傷口出血。
- 術後 7 至 14 天：需回診拆線。
- 清潔口腔時需輕輕漱口，刷牙時應避免拉扯傷口縫線，開刀處可用棉花棒沾水輕輕擦拭，暫勿使用牙線或牙間刷。
- 若有藥物過敏史請提前告知醫師，並依醫師指示服用消炎或止痛藥物。若服用藥物後產生紅疹等過敏症狀，請停止服用並與診所聯繫。

🦷 牙周手術後的常見症狀

- 牙縫感覺變大：是因發炎組織被去除及骨修整之故。請依醫生指示清潔塞在牙縫內的食物。
- 牙齒敏感：由於牙根暫外露，喝冰水常感牙齒酸軟，請改用溫水刷牙漱口，並注意口腔衛生，敏感現象約在術後 2 個月會逐漸緩解。
- 牙齒鬆動感：牙齒暫時搖晃程度增加是正常現象，約在術後 1 至 2 個月可自然恢復到術前情況或更好。

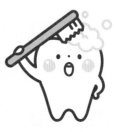

🦷 牙周手術的保險理賠

　　牙周手術屬於「牙科手術」的一種。由於各保險公司針對「牙科手術」保險理賠範圍有不同定義，因此，牙周手術是否有保險理賠仍將視投保公司的判斷、以及您的保單內容而定。建議您在術前先詢問保險公司，確認您進行的牙周手術是否有保險理賠。

　　以牙周病治療常見的手術來說，牙周翻瓣手術算是「門診手術」，無需住院，但因為有使用到骨粉、再生膜等自費耗材，牙周翻瓣手術的費用也主要源自於這些材料，如果您的保單有實支實付醫療險，或許可以詢問保險公司，看能否申請實支實付醫療險理賠，減輕手術費用負擔。

　　如果需要開立診斷證明及理賠文件，請於就診時告知醫師，通常醫師都會依照實際的情況協助患者。

2-8
除了開刀有其他的選擇嗎？

牙周病治療的第二階段牙周手術，會經過切開翻瓣縫合等步驟，不見得是每個牙周病患在身體上或心理上所能夠接受。有水雷射設備的輔助，在某些特定的條件下，也可能達到牙周手術的結果或效果。

🦷 微創水雷射輔助牙周再生

修復牙周組織與牙周再生的要素	Er:YAG雷射的特性
✓ 治療後的凝血要穩定	幫助凝血
✓ 清創後的牙根表面，細胞要容易附著 ✓ 細胞的附著	能去除牙根表面的雜質 (smear layer)
✓ 細胞增生分化後修復組織	生物作用能增加細胞活性

⬆ Er.YAG 雷射特性有修復牙周組織與牙周再生的優勢。

水雷射牙周病治療有不同於傳統牙周病治療的優勢。根據東京醫科齒科大學青木章醫師團隊（Akira Aoki）所提出的「Er-LCPT：laser-assisted comprehensive periodontal pocket therapy」治療概念與研究顯示，就是使用我們目前採用的 Er.YAG 雷射；它在針對牙周囊袋的處理方面，可以達到更徹底的除菌效果、促進組織修復（biomodulation）、甚至能有骨再生的能力。

　　重要的是，治療時不需要切開、翻開牙肉或是縫合，幾乎沒有傷口，縮短癒合時間並且降低術後不適。Er-YAG 雷射除了可以徹底去除牙周病原，同時也能產生利於牙周修復與再生的環境，優於傳統器械治療。

　　從我的觀點來看，因為水雷射有這樣的特色，我們可以在第一階段非手術的牙周治療流程裡，盡量超越傳統牙周病治療的療效，達到最佳的治療效果與恢復狀態，利用「自然再生」的方式，減低需要進行第二階段牙周翻瓣手術與牙周再生手術補骨粉的需求。此外，因為微創採取不開刀的方式，也適於身體狀況比較不適合手術的患者。

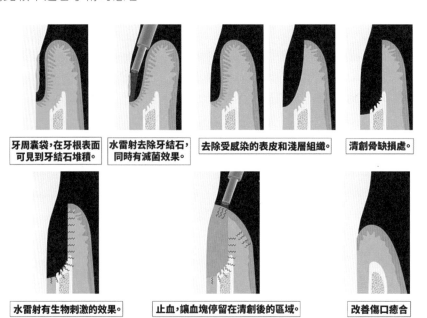

牙周囊袋，在牙根表面可見到牙結石堆積。

水雷射去除牙結石，同時有滅菌效果。

去除受感染的表皮和淺層組織。

清創骨缺損處。

水雷射有生物刺激的效果。

止血，讓血塊停留在清創後的區域。

改善傷口癒合

⬆ Er-YAG 雷射治療牙周囊袋流程示意圖。

🦷 微創水雷射輔助牙周再生治療案例

接下來，我從這個實際治療案例和大家說明什麼是「微創水雷射輔助牙周再生」以及治療效果。

患者是一位 70 多歲的男性，因為上顎前牙區牙齒明顯搖晃，並且左邊後牙處咬合無力來找我評估。由治療前環口式全口 X 光片影像顯示，其全口的牙周齒槽骨破壞已嚴重，普遍超過 50%，屬於全口嚴重牙周病。

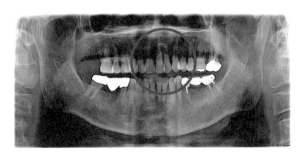

⬆ 患者治療前的全口和局部 X 光片，可見到前牙區的骨頭破壞嚴重。

我們特別檢視他的上顎前牙區局部 X 光片影像，可以發現右上側門牙和左上正中門牙有明顯的骨頭破壞。通常這樣牙齒都已有明顯的搖晃，原因是牙周齒槽骨破壞後牙齒同時又負擔過重的咬力所造成，屬於咬合傷害，可能會加重牙周破壞或是造成牙齒的位移。

什麼是咬合傷害？

咬合傷害在學理上可分為「初級咬合傷害」及「次級咬合傷害」。

- 初級咬合傷害：正常牙周支持組織承受過大咬合力。
- 次級咬合傷害：牙周組織已經有被破壞，因此即使承受正常咬合力也會受到咬合傷害。

在實際門診中，嚴重牙周病破壞後，常需要用齒間固定（splinting）治療輔助，主要是為了避免次級咬合傷害。

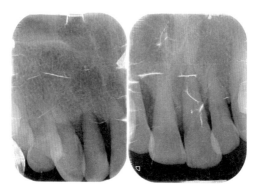

⬆ 上顎前牙區局部 X 光片影像，右上側門牙僅剩下大約 10% 的牙周齒槽骨支撐。

遇到這樣的情況，我通常會「超前部署」，思考患者未來可能面臨的問題。其實這類患齒會被建議拔除，是因為齒槽骨破壞嚴重，後續若要接受植牙重建療程，骨頭條件會非常差，可能會需要經過多次手術才能完成患者的植牙。若不用植牙重建，就可能會建議用傳統牙橋彌補缺牙，兩邊的自然牙就需要被修磨犧牲齒質。另外，患齒旁邊的牙齒本身搖晃度過高，也不太適合當作缺牙的支柱。

經過溝通後，我們決定努力試著保留患齒。除了善加利用水雷射的特性，達到完整滅菌和加強組織修復之外，也利用齒間固定術或咬合調整的方式，降低患齒過重的力量負荷。

從治療後的 X 光片來看，可見到牙周齒槽骨有明顯再生修復的證據，達到了「微創水雷射輔助牙周再生」的效果。由於採取不開刀的方式，不需進入第二階段牙周翻瓣手術，也能獲得牙周自然再生而延長牙齒壽命的療效。

在細心與耐心保留這幾顆牙齒的治療下，我們很有把握只要患者好好配合，這幾顆前牙能維持得很久，免除了拔牙或是往後為了植牙而需要多次手

術。成功拯救即將拔除的牙齒，真的是牙周專科醫師最有成就感的結果！

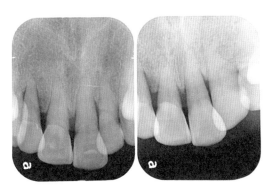

⬆ 術後追蹤的局部 X 光片，牙周齒槽骨有明顯的恢復，達到牙周自然再生的效
　果。

2-9
精準、微創、高效率的顯微治療

　　隨著醫學借助於光學放大設備輔助的進展，像是放大鏡 (loupes) 或顯微鏡 (microscope) 應用在療程中已經是愈來愈普遍。在不同的醫療專科領域中，例如神經外科、整形外科或眼科，它可以提升治療結果，是單純用肉眼直接治療的傳統術式所難以達到的。在牙科也是一樣，在療程中搭配放大鏡或顯微鏡，治療將更為精準，進而把治療品質推展到新的層次，也更接近微創治療 (minimally invasive treatment) 的理想。

🦷 牙科雙眼放大鏡和顯微鏡的差異

牙科雙眼放大鏡

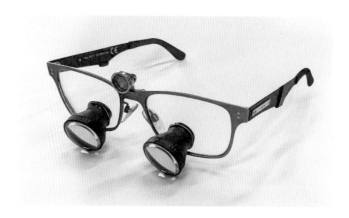

牙科雙眼放大鏡 (binocular loupes) 是把放大鏡安裝在一般眼鏡片上的放大眼鏡。雖然雙眼放大鏡的放大倍率比較低，但好處是價格約為顯微鏡的1/20，而且方便攜帶使用。

不過，牙科雙眼放大鏡還是有以下三個缺點：

❶ 放大倍率是固定的，若要改倍率，即要更換整副眼鏡。

❷ 放大倍率最多是六倍以下，但足以應用在部分牙科療程。通常倍數愈高，眼鏡重量會明顯增加，很多牙醫師沒有辦法長時間配戴。

❸ 沒有足夠的光源。通常使用肉眼或是牙科放大鏡的醫師，僅依賴牙科椅上面的燈光，常常會需要調整燈的角度或位置，還很容易被一些限制動作、牙助擋到產生陰影而影響到視野。因此，我在使用放大鏡時，還須加裝頭燈來讓視野清晰，不過這樣也會增加頭頸部的負荷重量，長時間配戴也會累積職業傷害。

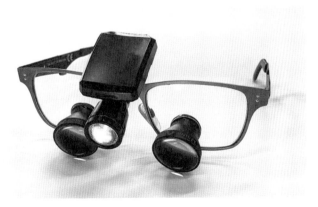

↑ 頭燈＋電池牙科放大鏡可以加強視野照明。

顯微鏡

顯微鏡 (Microscopes) 的優勢在於放大倍率，牙科顯微鏡大多數最高可以達到 20 至 40 倍。並且顯微鏡在單機有多段倍率功能，從低倍率、中倍率或高倍率都可以直接調整。對於牙科治療或是顯微牙周手術通常使用 4 至 20 倍左右就已足夠，牙醫師可以依照自己的需求隨時調整放大的倍率。

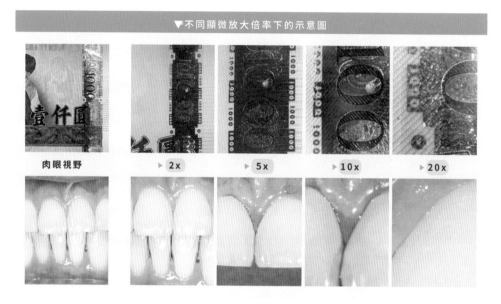

▼不同顯微放大倍率下的示意圖

肉眼視野　　▶ 2x　　▶ 5x　　▶ 10x　　▶ 20x

⬆ 借助顯微鏡的輔助，我們可以看到平常肉眼無法觀察到或難以注意到的細節。

光源 (Light source) 部分也是顯微鏡的強項。如果想要在治療時有最好的視野，就必須有最佳的照明，也可以避免牙醫師眼睛過於疲勞。通常為了避免治療部位累積光線產生熱量，顯微鏡會搭配冷光燈泡。

不過顯微鏡的缺點就是成本很高，屬於百萬等級設備，重量也超過一百公斤不易移動，會佔用較大的空間，所以需要設計特別門診診間才能使用。另外，醫師、牙助的操作難度也不小，通常需要參與專業課程並花時間訓練和累積經驗後，才有辦法能操作順暢。

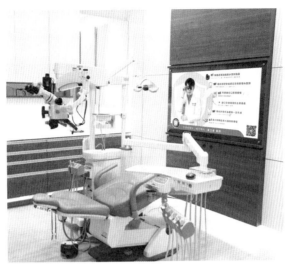

⬆ 裝置有顯微鏡的診間。需要更大的診療空間才能使用。

	放大鏡 (Loupes)	顯微鏡 (microscopes)
最大放大倍率	6倍	20~40倍
照明	需另外搭配頭燈	＋
方便攜帶	＋	－
醫師操作的訓練時間	比較短	長
設備費用	10萬台幣左右	100萬~200萬 台幣

⬆ 牙科治療兩大設備比較。

針對於牙周病的第一階段和第二階段治療，顯微鏡的應用也提供了極大的幫助。和傳統的牙周病治療流程相比，使用顯微鏡來輔助具有精準、微創、高效率等特色。因此，搭配水雷射設備我也發展出以顯微鏡輔助的微創水雷射牙周病治療流程。

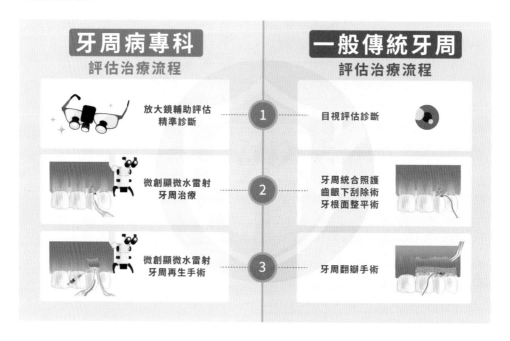

有了顯微鏡和水雷射的輔助，我們可以把牙周病治療的第一階段療程做得更完善，降低牙周治療第二階段牙周手術的需求。另外，也可以採取更微創的方式進行牙周手術。

在進行初診或定期追蹤時，我會使用 2.5 倍的放大鏡。它在使用上會比較方便，並且和直接單純用肉眼檢查相比，搭配放大鏡更能看出牙齒、牙肉顏色的變化或是牙齒本身是不是有初期齲齒等問題，對於診斷和篩檢出有需要進一步治療的患者，有很大的幫助。

🦷 微創顯微水雷射牙周治療

　　若是有需要接受牙周病治療的患者，在牙周病的第一階段療程我會建議患者接受「微創顯微水雷射牙周治療」。

　　通常這個階段我會在 5-10 倍的顯微鏡放大倍率下操作。它的優勢在於顯微鏡和水雷射能突破傳統使用牙周刮刀治療的限制，對於深度牙周囊袋或是牙根構造複雜區達到更完整的去除。此外，水雷射能殺菌、加強組織的自癒能力，兩者相輔相成後產生微創的效果。當傷口變小，即能改善或減少在傳統牙周病治療所遇到惱人的牙齦萎縮及牙根暴露等問題。

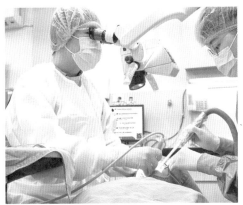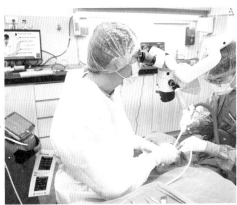

⬆ 牙周專科醫師搭配顯微鏡、水雷射治療。

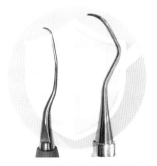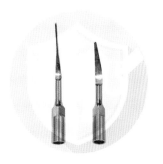

⬆ 顯微鏡下使用的牙周刮刀(左)和一般牙周刮刀(右)大小比較。

⬆ 顯微鏡下用來清除牙結石的超音波器械也比較細。

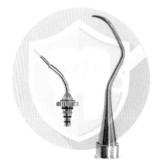

↑ 水雷射光纖尖端的寬度僅約
0.5mm，比傳統牙周刮刀更為細小。

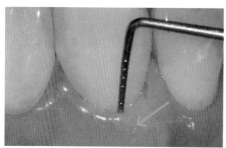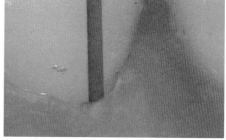

↑（左）右上正中門牙用牙周探針檢測。箭頭所指區域牙齦腫，呈現藍紫色，待
接受治療。（右）在顯微鏡下用水雷射深入牙周囊袋治療右上正中門牙。

　　「微創顯微水雷射牙周治療」的優勢，讓傳統牙周病治療由醫師憑經驗手
感，利用牙周刮刀在牙齦附近和牙周囊袋內將牙結石去除的「手感治療」，進
化成為眼見為憑的「精準治療」。

　　我們將在 3-7 章節提到，比較深的牙周囊袋治療成效不足，主因在於視野
與器械的限制。研究顯示，能夠完全清乾淨的牙周囊袋深度平均在 4mm 以下，
而器械治療深度極限約只有 6 mm，導致牙周囊袋深處的牙結石殘留。尤其臼
齒區平均超過一半在第一階段治療後都還有殘留牙結石。

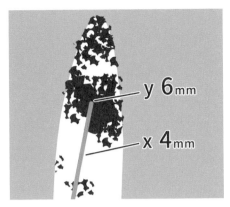

⊕ 牙周囊袋愈深，能達到完全去除牙結石 (calculus free) 的機會愈低。研究顯示牙周囊袋 4-6mm 就無法完全去除，而超過 6mm 的深處，用傳統牙周刮刀幾乎是清潔不到的。

Pocket Depth	The ratio of Incomplete Surface
> 5mm	89%
3 ~ 5mm	39%
< 3mm	11%

⊕ 針對傳統牙周治療的統計，若初始的牙周囊袋深度超過 5mm，結果會有接近 9 成無法徹底清潔；若深度為 3-5mm，約莫有 4 成無法清除，小於 3mm 則大約有 1 成無法完全清除牙結石。

　　「微創顯微水雷射牙周治療」透過顯微鏡的輔助，讓肉眼看不到的細節顯示得更清楚，再利用水雷射直徑僅約 0.4-0.6mm 的光纖與更精緻器械，精準徹底清潔。我認為藉由專科醫師的經驗，善用科技設備確實能突破傳統幾十年前所統計出的治療極限。目標是盡量在第一階段就有效率的把整體牙周病況控制穩定，降低牙周病手術的需求，畢竟沒有人希望自己被開刀，能降低不舒服的過程。

🦷 微創顯微水雷射牙周手術

　　顯微鏡輔助在牙周手術治療，目前全球共識最有幫助的是應用在牙周再生手術和牙齦整形手術。

　　以牙齦整形手術來說，依據 Burkhardt R 和 Lang NP 在 2005 年針對以牙根覆蓋術治療牙齦萎縮的研究，他們比較了顯微手術和傳統手術差異：

❶ 術後血管攝影的比較：顯微手術的術後 7 天已恢復 85% 左右，優於傳統手術的 64%。

❷ 牙根覆蓋的效果：顯微手術比傳統手術的效果好大約 10%。

　　從以上結果得到顯微手術在術後恢復與效果優於傳統手術的結論。

　　第一階段牙周病治療後，非不得已需要進行牙周再生手術的情況，通常是因為嚴重牙周病的牙齒通常是「齒槽骨缺損過深」或是有「牙齒表面特殊構造」（例如臼齒牙根分岔區、牙根表面有溝紋或凹陷）。這類情況即使在接受了傳統牙周翻瓣手術後仍可能因為難以徹底清創導致效果不佳。

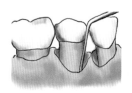 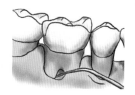 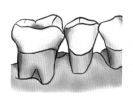

牙周難症
骨內缺損導致牙周囊袋無法降低。

牙周難症
牙根分岔侵犯為清潔的死角。

同時有骨內缺損及牙根分岔侵犯，建議以手術改正。

↑ 齒槽骨缺損過深和臼齒牙根分岔區。

因此進入到牙周第二階段治療時，目前我會採用 10-20 倍的放大倍率觀察牙根更為細節的部分，全力達到徹底清創。此外，配合在顯微鏡下的操作，包括手術工具或材料都更為精細微小，進而縮小手術範圍。

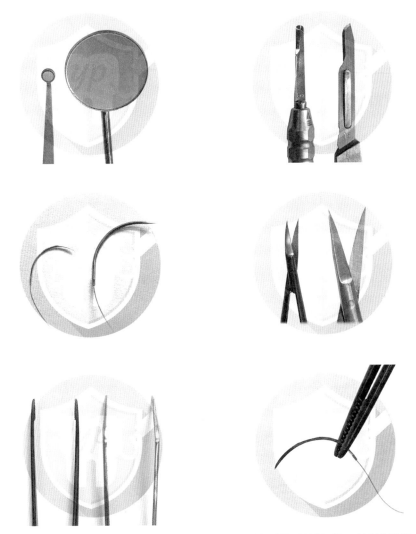

🔼 顯微手術器械和傳統手術器械的比較。顯微手術器械因為更精緻的設計，手術區域可以比較小。

從上述說明可以知道，微創顯微水雷射牙周再生手術能減少手術傷口，治療和縫合都能更確實也更精準，因此能加速恢復速度與癒合，增加治療的效果也降低患者的不適感。

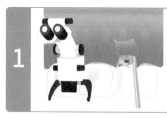

1 顯微鏡下治療視野更佳，配合專用手術器械，可縮小牙齦翻瓣範圍。

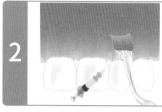

2 完整清潔後，置入牙周再生凝膠及骨粉於骨缺損處。

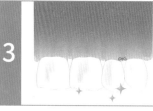

3 癒合後牙周囊袋改善，有助於牙周健康的維護。

⬆ 傳統牙周翻瓣手術需要翻開 1-3 顆牙齒區域的牙肉範圍，而顯微手術的範圍有時可以僅在一顆牙齒旁的骨頭缺損區。

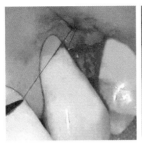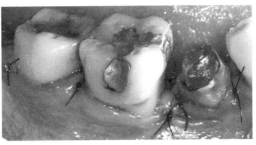

⬆ 顯微鏡微創手術採用極細的縫線縫合，和傳統牙周手術相比傷口範圍小很多。

現代建築大師 Ludwig Mies van der Rohe 曾經說過：「God is in the details（上帝在細節中）。」在牙科的領域同樣也是充滿了肉眼看不到的細節，值得我們更注意講究。顯微鏡的使用，看到的雖然只是小地方，但卻是拓展了所有牙醫師的視野。想要追求更好的醫療品質與治療效果，顯微鏡確是不可或缺的重要工具。

2-10
害怕看牙醫怎麼辦？

舒眠牙醫：牙科恐懼症與怕痛患者的救星

對牙科有莫名恐懼或因為怕痛而不願意看牙的患者很多。早期牙醫師面對沒辦法配合的患者，只能請患者到醫院接受全身麻醉治療。

近年來「舒眠牙醫」的興起，就是利用麻醉技術讓患者在淺眠下治療解決口腔問題，大幅減低患者對治療的恐懼。

事實上這是「鎮靜麻醉」的範疇，依照患者的焦慮程度與身體狀況，利用標靶控制輸液（TCI:target controlled infusion）的方式靜脈注射。只是麻醉都有風險，因此要由麻醉專科醫師評估患者是否適合進行鎮靜麻醉且全程監控。而且也要有完整麻醉和急救設備，才能因應突發狀況，降低風險。

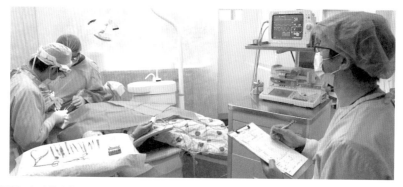

⬆ 舒眠植牙手術透過麻醉使患者在淺眠下進行治療，因此需有麻醉專科醫師在場。

在這個鎮靜的療程中，會使用 TCI 舒眠麻醉設備，原理是依照應用藥物動力學之研究，模擬出麻醉藥物在體內代謝過程後，估算藥物輸注後在體內的濃度，並且推估出達到目標濃度所需的推藥注射速度與時間。

麻醉醫師能夠依照希望達到的麻醉深度，利用麻醉專用機器控制把藥物輸入靜脈推藥幫浦，電腦可以控制推藥的速度並且計算出麻醉藥物在血中或腦中的濃度，漸漸達到醫師預設濃度的目標。

搭配高階生理監視器，能夠監控患者手術期間的呼吸、心跳、心電圖、血氧、血壓等生命徵象重要資訊。麻醉科醫師能隨時掌握患者的麻醉深度、安全劑量和停藥後甦醒時間，增加手術過程的安全性。

靜脈注射的藥物主要是使用異丙酚（propofol），為短效靜脈麻醉藥。它對中樞神經有抑制作用，具有鎮靜、催眠的效果。因為外觀呈現乳白色，因此俗稱「牛奶針」。用於全麻靜脈誘導，也可單獨或與其他麻醉藥搭配使用，停藥之後的恢復速度也很快。

TCI 的好處是可以快速平穩的推藥達到目標濃度，並且降低全身麻醉藥物對人體的負擔。配合牙科醫師在預計治療處注射局部麻藥，患者能夠自然呼吸而不需要插管，術後恢復也比較快，術後大約 20 分鐘內可以完全清醒。

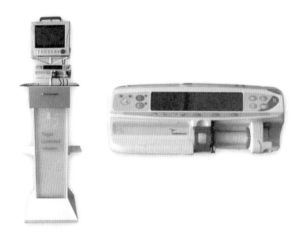

因為患者短時間就能夠恢復清醒，且藥物有失憶的效果，通常對口腔內的療程不太會有印象，所以目前接受 TCI 技術的牙科患者滿意度都很高。無論是在人工植牙、兒童牙科、牙周病治療、拔牙都可應用。針對容易緊張焦慮，進診間就血壓飆高的病患，經由舒眠療程，可以控制監控血壓在安全範圍內，也能夠安心放鬆接受牙科治療。

舒眠鎮靜 VS 全身麻醉

	舒眠鎮靜	全身麻醉
麻醉方式	靜脈注射給藥	吸入性及靜脈注射給藥
治療地點	牙科門診	手術室
禁食	術前禁食6-8小時	術前8小時完全禁食禁水
住院	不須住院	需留院觀察6-8小時後再視情況而定
適合患者類型	恐懼牙科治療、無法配合牙科治療高血壓、心絞痛、氣喘病患	無法配合治療或需進行顱顏手術患者
氣管內管置放	不需要患者可自行呼吸換氣	需要患者需插氣管內管、靠呼吸器輔助
患者意識	可配合醫師指示動作如張口、說話、吞嚥	完全無意識、無法配合
心血管功能	受影響不大	受影響大
術後	恢復較快無喉嚨不適、噁心嘔吐機會低	恢復較慢輕微喉嚨不適或流鼻血、噁心嘔吐機會高

※此章節內容感謝麻醉專科王郁傑醫師協助審閱

第**3**章

治療牙周病前
要配合的事

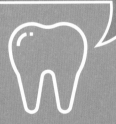

3-1
經由問診了解全身或系統性疾病狀況

前面的章節我們有提到牙周病和全身健康互有影響，並且和許多系統性疾病呈現雙向交互作用的關聯性，因此，通常患者在第一次諮詢全口牙周狀況時，我們會先詢問患者身體有沒有全身或系統性疾病。了解這些重要的資訊，才能確保治療的安全與術後成效。

以下幾項是在做治療前最常見的所需相關資訊，如果數值不是在標準範圍內，有可能會先請患者再加強控制（可能會需要內科醫師會診），延緩療程等待數值到達可以治療的範圍後再開始口內療程。

🦷 如果是糖尿病患者

糖尿病患者診治通常會有兩種情況。第一類是來院之前患者就已經被內科或新陳代謝科醫師診斷有糖尿病，依循醫囑控制中。如果病況控制不佳，會影響傷口癒合，嚴重時可能會產生感染。因此糖尿病在牙科療程前，都一定要先做初步的控制。我們最在意的是「糖化血紅素」的數值，它通常代表 2 至 3 個月血糖平均值。通常數值在 7 以下，我會視為和一般沒有糖尿病的患者一樣正常流程治療。如果數值在 7-9 之間，還是可以進行療程，但治療前會建議先服用預防性抗生素避免感染。如果是數值更高，我們會建議要加強糖尿病的控制，待血糖更穩定後再進行牙科治療。

數值	流程
數值在 7 以下	正常流程治療
數值在 7-9 之間	先服用預防性抗生素後治療
數值 9 以上	建議要加強糖尿病控制，待血糖更穩定後再進行牙科治療

第二類情況，是有些嚴重牙周病患者依照專業醫師口內檢查的經驗、或是拔牙傷口的癒合速度，懷疑患者的身體狀況需要請內科醫師檢查，患者本身不自知卻診斷出有糖尿病。

🦷 如果是高血壓患者

另一項常見的問題是高血壓，一般也是分為兩種類型。第一類為本身就是高血壓患者，為了避免治療過程酸痛不適，大多數的患者還是需要注射局部麻藥，但局部麻醉藥劑會含有血管收縮劑，因此注射後血壓可能比術前的量測值再稍微增加。過高的血壓會增加治療時的風險，術中流血的情況也會比較嚴重。因此我們會建議在牙科治療時收縮壓控制在 160mmHg 以下。

另一類是居家量測血壓正常，但進入醫療院所時，情緒壓力造成血壓增高的「白袍恐懼症」患者。我們會建議配合麻醉專科醫師指示，使用藥物或是採取舒眠鎮靜的方式完成牙科治療。

🦷 為避免心內膜炎需要預防性抗生素的情況

根據美國心臟學會（AHA）指引，僅有非常少數的細菌性心內膜炎是由牙科治療所引起。避免細菌性心內膜炎最重要的是病人應維持口腔清潔狀況良好。有以下心臟疾病者，建議給予預防性抗生素。

這些人直接洗牙會有風險

美 國 心 臟 協 會
(American Heart Association)
建議使用預防性抗生素

- 有裝人工心臟瓣膜

- 曾有細菌性心內膜炎病史

- 接受換心手術，但仍有瓣膜病變

- 未修復的壞死性先天性心臟病

- 有修復且放置人工裝置但仍有缺損的先天性心臟病
- 有修復且放置人工裝置的先天性心臟病於修復後的6個月內

接受以下牙科治療時

處理牙齦組織

處理牙根尖周圍

可能需要穿過口腔黏膜的情況

其他免疫低下狀況，例如因癌症接受化學治療或洗腎患者，也可能會考慮在牙科治療前使用抗生素預防性投藥。

3-2
嚴重牙周病的症狀與治療

🦷 嚴重牙周病的後果與症狀有哪些？

「嚴重牙周病」是全球盛行率第六高的疾病。身為牙周病專科醫師，我時常在診間被詢問：「醫師，我的牙周病有多嚴重？」或是「醫師，您診斷我有嚴重牙周病，但我怎麼都沒什麼感覺呢？」有些患者在網路論壇上搜尋牙周病治療的相關資訊時，常看到的是一些不完整的資訊，甚至有錯誤的認知。

因此，在這個章節我將從專科醫師的角度介紹「嚴重牙周病」有哪些症狀？嚴重牙周病的後果是什麼？牙周專科醫師如何診斷嚴重牙周病、以及嚴重牙周病的治療程序和一般牙周病有何不同。當然，也會跟大家說明嚴重牙周病的治療有什麼限制，並分享相關治療案例。

依衛福部國民健康署調查，台灣約有九成國人罹患不等程度的牙周病，並且在健保支出方面，牙齦炎和牙周疾病治療一直名列在前幾名。2014 年全世界規模研究顯示，嚴重牙周病的患病率約有 11.2 %，也就是說影響了 7 億多人，堪稱是全球盛行率第六高的疾病！而且好發年齡平均約在 38 歲左右。

在介紹嚴重牙周病之前，許多病友最想知道的是「嚴重牙周病的後果是什麼？」、「嚴重牙周病要不要拔牙？」我先簡單回答：嚴重牙周病除了會產生牙齦萎縮、牙縫變大等症狀，中度或嚴重牙周病患者會因牙周破壞程度大，導致牙齒鬆動、明顯搖晃、咀嚼功能漸漸受損。後續在治療嚴重牙周病時可能需要拔牙，再製作假牙或是接受「人工植牙」療程。

不過，先別緊張，並非所有嚴重牙周病患者都得拔牙。在後續章節我會針

對「嚴重牙周病拔牙」的部份做詳細說明，也會與大家分享治療嚴重牙周病的不拔牙案例與治療過程。（看案例的故事會發現不同的醫師臨床經驗或理念，有可能導致不同的牙周病治療方式，拔牙不拔牙命運大不同）。

　　而嚴重牙周病除了會造成缺牙外，醫學上發現嚴重牙周病也有可能引發其他疾病，相關臨床經驗及報導已在前面章節論述。因此，牙周病千萬不能輕忽，不及早治療恐影響全身健康，如果發現自己有牙周病症狀，真心建議大家早點找牙周專科醫師診治。

3-3
醫師，我的牙周病嚴重嗎？

嚴重牙周病的判斷，目前是依據 2017 年美國牙周病學會的定義。牙周專科醫師在收集牙周及口腔數據後，我們會考慮很多牙周病的症狀及面向來診斷牙周病嚴重程度。例如：

- 牙周與齒槽骨狀態：牙周組織和 X 光片檢查觀察到的齒槽骨流失情況；流失愈多，代表牙周病愈嚴重。
- 缺牙數目
- 局部特殊因素：例如牙齒的牙根天生形態、牙根分岔、齒槽骨破壞的型態、牙齒動搖程度、牙齒移位或是咀嚼功能受損及其他。
- 口內牙周破壞範圍：口內遭受牙周破壞的牙齒顆數和範圍比例，如果超過 8 顆牙齒（或全口 30% 以上）有牙周病，就會判定為全口牙周病。

牙周病依嚴重程度有不同階段

牙周病依不同嚴重程度可分為下圖的四個階段，我們會依照檢查結果歸類出患者是在哪一階段。通常我在門診建議要接受牙周病治療的患者，已是全口牙周病（含輕、中、重度），或是局部牙周病的第三期（嚴重牙周病）及第四期（非常嚴重的牙周病）階段。

牙周病依嚴重程度分期(Staging)

牙周病		第一期(輕微)	第二期(中度)	第三期(嚴重)	第四期(非常嚴重)
牙周破壞程度	牙周流失	1-2mm	3-4mm	≧5mm	≧5mm
	齒槽骨流失	<15%	15-33%	50-65%	>65%
	因牙周病缺牙	無喪失牙齒		≦4顆	≧5顆
複雜度	局部	牙周囊袋≦4mm 水平骨流失	牙周囊袋≦5mm 水平骨流失	第二期以外再加上 牙周囊袋≧6mm 局部缺損深度3mm 侵犯牙根分叉	第三期以外再加上 咀嚼障礙 咬合傷害及牙齒明顯搖晃 牙齒位移、咬合崩壞(bite collapse) 剩下牙齒小於20顆 (可以對咬的只剩下10顆以下)
分布範圍		局部(<30%) 全口			

⬆ 牙周病嚴重程度分期表。

　　不同的牙周病階段治療方式也會有差異，在後面文章我會分享嚴重牙周病的治療方式跟案例供大家參考 。相信您看了將更了解牙周專科醫師是如何治療牙周病 / 植牙，在之後診斷和治療的過程中才會更加安心。

3-4
為什麼我掉牙的速度比別人快？

🦷 牙周病的惡化速度分級

　　除了牙周病的嚴重程度可以分階段，牙周病所造成的破壞也有快速或緩慢，具有動態連續性的特色。

　　如下面的表格所示，我們會參考齒槽骨流失的速度、患者的年齡、牙菌斑或牙結石累積情況，把牙周惡化的速度分成三級。醫師和患者的共同目標就是藉由牙周病的治療和改善口腔衛教，定期回診監控，讓牙周破壞的速度獲得控制或是減緩牙周病的惡化速度。

🛡 牙周病依進展速度分級(Grading)

進展速度			A(緩慢)	B(中等)	C(快速)
基本標準	直接診斷證據	牙周或齒槽骨流失	追蹤5年 未有明顯流失	追蹤5年 流失<2mm	追蹤5年 流失≧2mm
	間接診斷證據	齒槽骨流失%/年齡 (平均每年流失量)	<0.25	0.25-1.0	>1.0
		病例型態	牙菌斑多 牙周破壞少	牙菌斑量和牙周 破壞狀況合乎預期	牙菌斑少卻破壞迅速 (會被懷疑是年輕型 或侵犯型牙周病)
等級調整	危險因子	🚬 抽菸	未吸菸	<10支/天	≧10支/天
		🩸 糖尿病	血糖正常或 未有糖尿病	糖化血紅素<7.0% 的糖尿病患者	糖化血紅素≧7.0% 的糖尿病患者

⬆ 牙周病惡化速度分級表。

🦷 加速牙周病變嚴重的危險因素

特別值得注意的是，有兩個危險因子直接被判定會讓牙周病破壞速度加快！分別是抽菸和糖尿病：

抽菸

- 會造成血管收縮，免疫能力變弱。
- 唾液分泌抑制，減少唾液清潔的作用，較容易產生牙垢和牙結石。

研究報告顯示，吸菸者比不吸菸者得牙周病的機率約高 2.6 ~ 6 倍，並且有高達 4.7 倍的機率有嚴重齒槽骨破壞，更影響牙周病治療效果與傷口癒合速度。因此菸抽得愈多（一天超過 10 支以上），就容易提早失去牙齒。

糖尿病

糖尿病患者的牙周修復與傷口癒合能力較差，高血糖狀態也會造成全身發炎問題（包含牙周炎），罹患牙周病的風險是一般人的三倍之多！因此，曾有糖尿病史的患者在嚴重牙周病進展速度也會加快。若是糖尿病控制不佳者（糖化血紅素值大於 7.0），會造成嚴重牙周病更難治療與控制之外，日後的重建與維護也面臨更嚴峻的考驗。

影響牙周病的危險因子除了抽菸與糖尿病外，生活習慣與其他慢性疾病也都有可能加重牙周病的嚴重程度。

3-5
嚴重牙周病的風險在於
殘存的牙周囊袋

嚴重牙周病的治療，其實與一般的牙周病治療程序是類似的。以我的觀點來看，牙周病治療程序會先從「第一階段：牙周病基本治療」開始，詳細檢測牙周狀況後擬定牙周病治療計劃，透過去除牙菌斑與牙結石、消除牙周囊袋及牙根分叉處的致病細菌、改善正確的潔牙方式來達到「消除發炎」與「降低牙周囊袋」的目標。

大部分的牙周病都能夠藉由這階段療程獲得一定程度的改善，有 70% 以上的牙周病患者會獲得初期穩定的控制效果。在第一階段治療後的追蹤時，嚴重牙周病患者通常有比較高的比率會有更多殘存的「牙周囊袋」問題。

什麼是牙周囊袋？

牙周囊袋是指牙齒與牙齦間的縫隙─「牙齦溝」。牙周病患者長期因為牙菌斑累積，牙周囊袋的深度也會依牙周病的嚴重程度而愈來愈深。由於牙周囊袋深處是患者在居家自我清潔時無法清潔得到的，這個細微的環境深處因沒有氧氣，會使厭氧的牙周病菌愈來愈多。身體為了抵抗入侵，白血球會聚集產生發炎反應，「破骨細胞」（osteoclast）數量和活動力也會增加，使得齒槽骨遭到破壞與吸收，產生的空洞會由纖維或是肉芽組織填入，嚴重時有可能化膿。這將會是牙周病破壞速度較快，風險較高的位置。

因此，針對第一階段治療後狀況不佳的牙周患齒，我們進一步要對付的就是

牙周囊袋，嘗試去消除或降低牙周囊袋深度。至於為什麼第一階段牙周病治療後還會有殘存的牙周囊袋，通常是因為「牙齒本身構造」、「齒槽骨凹凸不平」、「軟組織形態異常」，或與其他因素有關。

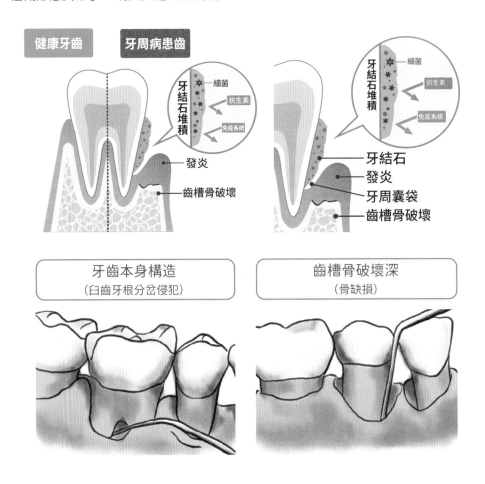

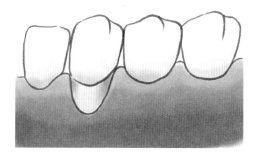

牙肉萎縮導致牙根外露

牙周囊袋分為「1–3mm」、「4–6mm」 和 「7mm 以上」三個等級。透過牙周病治療第一階段，大部分牙周囊袋深度在 6mm 以下區域的牙周病可獲得控制療效；牙周囊袋深度在 7mm 以上，若是牙周治療再評估時仍有 5mm 以上的牙周囊袋，我們就會評估牙周手術的條件或是必要性，以達到降低牙周囊袋的目標。

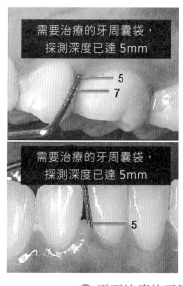

需要治療的牙周囊袋，
探測深度已達 5mm

5
7

需要治療的牙周囊袋，
探測深度已達 5mm

5

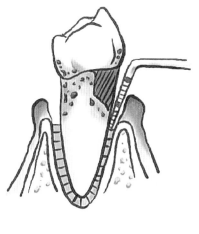

⬆ 需要治療的牙周囊袋深度為 5mm。

165

搶救牙齒大作戰，嚴重牙周病什麼情況需要做牙周翻瓣手術？

在牙周病門診時，常聽到患者初次見面就詢問：「醫師，我牙周病要來做手術，聽說可以填骨粉？」或是「牙周病是不是要開刀，保險能理賠嗎？」一般人似乎常把牙周病和牙周病手術開刀劃上等號，以下我要跟大家分享牙周病治療的經驗，也介紹一些治療嚴重牙周病患者時常見的牙周手術，像是牙周翻瓣手術、牙周再生手術，以及什麼情況才需要進行這些牙周手術，透過實際的案例讓大家更了解這些牙周手術治療後的效果。

在第一階段牙周病治療後 2 個月左右，我們會做治療的總檢查，也就是牙周病治療第一階段後進行「再評估」。此次追蹤，嚴重牙周病患者通常有較高的比率會有更多殘存的「牙周囊袋」問題。無法在第一階段牙周病治療讓牙周囊袋恢復，或是降低牙周囊袋深度時，我們就會評估要不要透過牙周手術（或患者們常說的牙周翻瓣手術）來做更進一步的清潔。

為了消除或降低牙周囊袋，牙周專科醫師會建議患者接受「第二階段：牙周病手術治療」，藉由牙周翻瓣手術「改善視野加強清創」、「修補被牙周病侵犯破壞的齒槽骨」、「牙周再生」，以及利用「游離牙齦移植術」或「牙根覆蓋術」來治療牙齦萎縮。改正上述因素之後，達到降低牙周囊袋的目標。

至於牙周翻瓣手術是什麼？簡單來說，是透過小範圍的將牙齦翻開，讓牙周醫師可以更清楚看到牙根與齒槽骨，有效處理附近的骨組織或軟組織。唯有減低或消除牙周囊袋，使得原本的清潔死角去除，醫師與患者才能夠達到定期及日常維護清潔。

看到這裡，你一定會好奇牙周翻瓣手術對於牙周病治療有什麼幫助？沒做

牙周手術會有什麼問題？在後面文章我會整理提供國際學者們針對牙周囊袋深度跟牙周病手術後治療效果的研究，並且分享一些我治療牙周病的經驗。

🦷 牙周囊袋深度決定治療效果與是否要做牙周手術

針對牙周囊袋的改善，第一階段非手術的牙周病治療在不同的牙周囊袋深度，會有不同的改善效果：

在治療前，我們會把牙周囊袋深度分為三個等級：1-3mm、4-6mm 和 7mm 以上。大部分牙周囊袋深度在 6mm 以下區域患者，在經過我的第一階段治療後，就獲得牙周病控制的療效，不太需要進入第二階段的牙周手術。

而牙周囊袋深度在 6mm 以上時，依據嚴重牙周病的定義及症狀，已經很有可能是嚴重牙周病的患者了。在 7mm 以上的區域（特別是臼齒的牙根分岔區域），若是牙周治療再評估時仍有 5mm 以上的牙周囊袋，我們會評估牙周手術的條件或是必要性。因為若是置之不理，根據「The effect of plaque control and root debridement in molar teeth」這篇論文研究顯示，在兩年的追蹤下，有兩成的牙齒會發生較多的牙周破壞。

牙周手術的效果

研究顯示，比較深的牙周囊袋位置經由牙周手術治療，平均能夠使牙周囊袋降低將近 3mm，優於僅做非手術治療。

綜合這些研究跟我多年治療嚴重牙周病的經驗，深度牙周囊袋的位置在合適的條件下，執行牙周再生手術除了能達到降低牙周囊袋的目標，甚至能夠讓牙周組織平均恢復 3-4mm，這也是非手術治療難以達到的成效！

對有嚴重牙周病症狀的患者而言，牙周手術在保留牙齒方面是很重要的進階療程。尤其是在深度牙周囊袋的位置，牙周手術的介入除了能夠補強第一階段治療的不足，更能夠讓醫師協助患者創造出更理想的環境來維持未來牙周的穩定，延長牙齒在口內的壽命。

3-7
牙周手術、牙周翻瓣手術目的與優缺點

🦷 牙周病手術治療的優點（一）：改善視野達到更完整清創

在第一階段非手術的牙周病療程，從外觀是看不到藏在牙周囊袋裡面的牙結石和牙菌斑的。醫師完全是憑經驗與手感盡量把牙周囊袋裡的牙結石與牙菌斑利用超音波洗牙機和牙周刮刀去除，這也是為什麼我們強調牙周專科醫師的經驗重要性。

在比較深的牙周囊袋處，成效不足的主因在於視野與器械的限制。研究顯示，能夠完全清乾淨的牙周囊袋深度僅平均 4mm 以下，而器械治療深度極限大約只有 6mm，導致牙周囊袋深處的牙結石殘留；在臼齒區平均超過一半在第一階段治療後，都還有殘留牙結石。

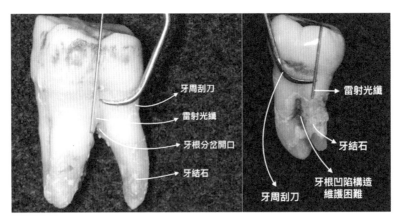

⬆ 牙周囊袋深處分岔、凹陷的牙根構造，牙周刮刀與雷射光纖器械無法完全清潔而使牙結石殘留。

深度牙周囊袋的清潔，醫師的專業、經驗、細心度非常重要。有研究顯示，有經驗的專科醫師無論是在非手術或手術方面，能清乾淨的比率都比一般醫師還要高。這也是我們建議有牙周病要找牙周專科醫師的主因！主要是因為有可能降低進入第二階段牙周病手術的機會，以及若進入到第二階段手術，牙周病手術的成效也會比較好。

　　透過牙周翻瓣手術小範圍的將牙齦翻開，能更清楚看到牙齒構造上的死角與牙根表面狀況。通常最難處理的是「臼齒牙根分岔區」，或是「牙齒特殊的凹陷區域」和「齒槽骨缺損的深處」。視野清楚之後，才能做更徹底、更完整的清創，改善牙齒的預後。

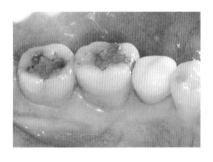

⬆ 牙周病第一階段治療後的臼齒。

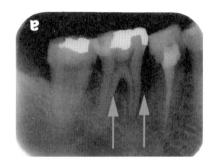

⬆ 牙周病第一階段治療後的臼齒 X 光片。

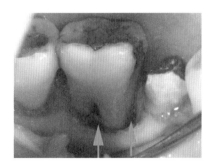

⬆ 牙周翻瓣手術後增進視野，牙根分岔區和齒槽骨缺損處清晰可見。

🦷 牙周病手術治療的優點（二）： 有效處理患齒附近的骨組織或軟組織

　　牙周病變嚴重時會造成齒槽骨破壞，常會使齒槽骨破損或產生缺陷。如果齒槽骨破壞成凹凸不平，也會造成即使經過第一階段牙周治療後，殘存有深度牙周囊袋。

　　透過牙周手術，牙周專科醫師會先將發炎組織清除乾淨，去除或減低殘存的牙周囊袋，經由骨修整或是填補骨粉、牙周再生技術恢復曾被破壞及失去的牙周組織，讓齒槽骨恢復成符合生理、易於維持口腔清潔的狀態。創造一個更理想的口腔環境，維持牙齒和牙周的健康，這樣才能降低牙周病復發的風險，並且延長牙周病牙齒存活機率。

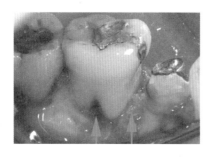

⬆ 在患齒周圍進行牙周囊袋手術清創後補骨粉，讓齒槽骨再生。

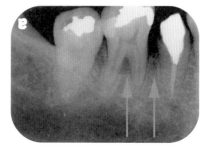

⬆ 經過牙周囊袋手術清創後，進行牙周病補骨再生。術後 X 光片顯示牙周骨頭增加。

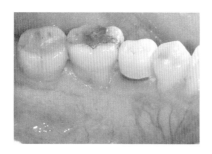

⬆ 牙周翻瓣手術清潔牙周囊袋一年後，牙周狀況改善。

🦷 牙周病手術有哪些種類？

一般而言，針對牙周病治療所進行的牙周病手術主要分為以下二類：

- **第一類**：針對牙周齒槽骨，硬組織的牙周翻瓣手術、齒槽骨修整術
- **第二類**：針對牙齦，軟組織的牙周手術

通常患者來評估或是接受牙周病治療時，所描述的「牙周病手術」或是「牙周翻瓣手術」，是泛指第一類針對牙周清創、修整牙周齒槽骨、牙周再生相關的術式。而醫師在實際執行牙周手術時，也常複合清創及修補再生等步驟。

牙周翻瓣手術

局部麻醉下，牙周翻瓣手術會將牙齦翻開，增加牙周專科醫師的清潔視野，更徹底的清除牙根之牙結石及致病細菌。

依照牙周囊袋深度去除齒頸部發炎組織

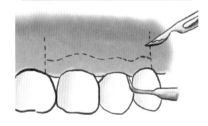

徹底清除牙結石因牙周破壞，齒槽骨型態高低不均

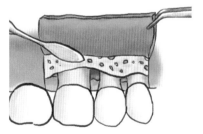

齒槽骨修整術

骨修整手術是指牙周病患者若因為長期骨頭不平均破壞或凹凸不平時，可以透過手術修整齒槽骨的形態。通常我們會修整成「扇形邊」（scalloped），符合牙齒的生理狀態後，縫合後手術完成。

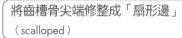

修整齒槽骨尖端

將齒槽骨尖端修整成「扇形邊」
（scalloped）

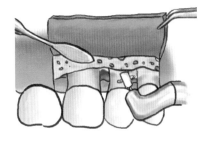
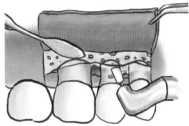

徹底清潔囊袋深處及牙垢表
面，降低牙周囊袋

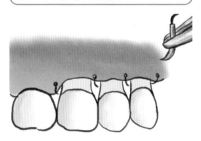

經由牙周翻瓣手術或骨修整手術徹底清潔囊袋深處及牙根表面後，達到降低牙周囊袋的目標。牙肉重新緊密貼合回牙根表面及齒槽骨，使牙齒恢復健康，延長壽命。

🦷 牙周翻瓣手術案例

這個案例在第一階段牙周病治療後，效果良好。只剩下左上後牙區因為齒槽骨高低不平，導致還有殘存較深的牙周囊袋，建議進入第二階段的牙周翻瓣手術。

牙周翻瓣手術的目的在徹底清創殘存的牙結石與發炎組織，把不平的齒槽骨修正成生理型態再縫合，達到去除牙周囊袋的效果。患者在術後一年 X 光片的追

蹤下，發現骨頭甚至還自然再生，達到更完整徹底清創的成效。

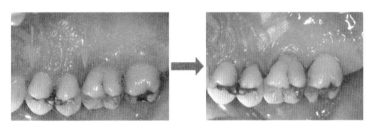

⬆ 牙周翻瓣手術徹底清潔牙周囊袋後，患者的牙齦紅腫發炎已改善。

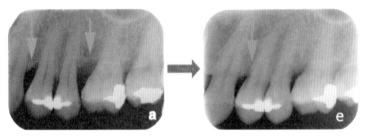

⬆ 牙周翻瓣手術清潔牙周囊袋一年後，X 光追蹤顯示齒槽骨自然再生。

🦷 牙周再生手術：針對牙齦、軟組織的牙周引導組織再生手術

當齒槽骨破壞缺損比較深，若條件允許，醫師會建議您接受牙周再生手術。

局部麻醉下，透過牙周再生手術中將牙齦翻開，先徹底的清除牙根之牙結石及致病細菌。清除病灶後，利用骨粉填補在缺損處，然後置放一片再生膜在牙齦跟齒槽骨之間。

這樣組合的原理是能夠維持住一個空間，再生膜能阻擋牙齦先長入，引導齒槽骨或牙周組織在此空間再生，最後在牙根表面增加新的牙周組織。因此又被稱為「牙周引導組織再生手術」。

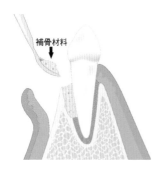
補骨材料

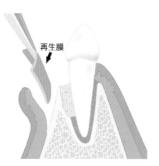
再生膜

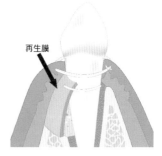
再生膜

❶當牙周骨缺損比較深，第一階段治療後，仍有殘存牙周囊袋

❷在骨頭缺損處填入骨粉

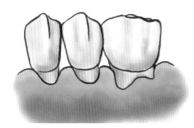

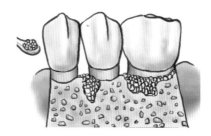

❸覆蓋再生膜

❹癒合後牙周組織增加，延長牙齒存活時間

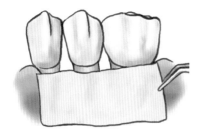

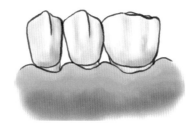

牙周再生手術困難度很高，必須在術前要做完善的評估，並非所有牙周病牙齒都適合。例如：齒槽骨缺損範圍太深太寬、牙周破壞超過牙根尖、牙根分岔侵犯過深、口腔衛生維護不良、抽菸、牙齒動搖度過大，都會造成效果有限或是毫無效果，費時費力又浪費錢。

如果要進行牙周手術，醫師技術的純熟度和術後患者對傷口的照顧和回診都非常重要，缺一不可！建議一定要和醫師仔細討論，獲得治療方向的共識後再開始進行喔！並且由受過牙周病專科訓練、牙周病治療經驗多的醫師來處理，可得到較好的結果！

🦷 牙周再生手術案例：使用牙釉基質衍生物（EMD：Enamel Matrix Derivative ）

瑞士生技產品 Straumann Emdogain（史特勞曼牙釉增牙周組織再生凝膠），從 1997 年開始在臨床應用至今。目前已廣泛於歐洲、美國、日本使用，能有效地讓失去的牙周組織恢復再生，對於保留被牙周病破壞的牙齒有正面療效。（請見 P128，2-7）

與再生膜技術相比，它號稱「液態的再生膜」，能達到更微創的手術範圍，達到微創牙周治療的目標，相對減少術後不適與牙齦萎縮問題，提升治療滿意度。臨床經驗也顯示，EMD 讓牙肉的恢復更迅速，更適用於前牙美觀要求較高的區域。

這個利用 Emdogain 執行牙周再生手術的案例，是我在 2012 年 9 月發表於台灣牙周醫學會雜誌的論文。患者是 50 多歲的工程師，幫他看診的 8 年前，他曾在牙周專科做過牙周病治療，但因為未依建議接受第二階段牙周手術，許多牙位的牙齦囊袋仍然過深，導致不易維護而復發！甚至這次療程需要犧牲三顆臼齒用人工植牙重建。

在門牙區域執行牙周手術，我們會採用微創的技巧，減少手術的範圍並且避免術後牙齦萎縮影響外觀。因此，這位患者適合採用 Emdogain 外加骨粉

移植的方式來執行。術後我們除了確實達到了齒槽骨再生，延長牙齒壽命的目標，也維持守住患者所在意的美觀問題。

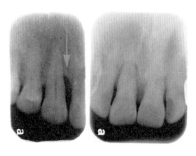
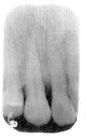

⬆ 牙周再生手術術前 X 光片，箭頭為骨頭缺損處。

⬆ 牙周再生手術術後 X 光片，箭頭為骨頭再生處。

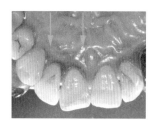
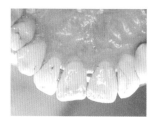
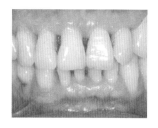

⬆ 牙周再生手術術前牙齦發炎處。

⬆ 牙周再生手術術後，牙周狀況穩定。

⬆ 牙周再生手術術後，牙齦不再浮腫。

🦷 牙周病手術會不會疼痛？

這是很多患者常會問到的問題。通常牙周手術會分區域、在局部麻醉下進行，手術大約需時 1-2 小時。以我的手術經驗跟病友們在牙周病術後的心得，牙周手術後疼痛感並不會太大（開刀手術不可能完全不痛），但不至於造成生活作息上的影響。

至於做完牙周手術後，有些常見症狀像是牙縫變大、牙齒敏感或暫時性牙

齒鬆動感（通常 1-2 個月內會恢復），這都是正常的。主要是因為骨修整術或翻瓣手術將原本發炎的部份去除及清潔乾淨的緣故。

🦷 嚴重牙周病的治療費用

一般而言，牙周病治療的費用可分為健保給付跟自費兩種，收費也是階段性依每個人的療程而異。牙周病初期的治療費用多有健保給付，牙周病更嚴重時可能會需要透過牙周手術治療，在醫院的牙科部接受牙周病手術健保有支付，若同時要補骨粉、置放再生膜或是相關的生物材料，即會需要自費。

牙周病治療的費用跟每個人的牙周病嚴重程度，以及每位醫師設計的治療程序相關。在網路論壇上常看到牙周病治療費用很便宜，可能是病況單純，基本的牙周病治療就能治好，又符合健保，不太需要自費項目，治療費用自然就低。所以，牙周病這種因嚴重程度而異的客制化療程，真的建議找有經驗的牙周病專科醫師檢查過牙齒狀況，溝通討論治療方式後，再確認牙周病治療的費用會比較準確。

患者來到診間做完牙周病檢查跟諮詢後，我們會依據患者的狀況提供相對應的牙周病治療程序，並說明相關的治療費用。牙周病醫師的經驗會影響療程設計跟品質。身經百戰、經驗豐富的牙周病專科醫師在診斷上會更全面，也通常能省去不必要的治療，看的更長遠，預見牙齒未來可能的風險與潛在問題，相對精準地設計出有效且成功率高的牙周病治療計畫，並如預期般執行，達成治療目標。（請見 P61，2-2）

3-8
牙周專科醫師也要幫牙齒算命？
牙齒的壽命怎麼估計？

　　嚴重牙周病的患者常會問到：「醫師，我的牙齒能留多久？」在醫療上，這個就是「預後」的概念。

　　從相關文獻上顯示，針對牙周病牙齒的預後，我們會分成五個等級 good（好）、fair（普通）、poor（差）、questionable（可疑）、hopeless（無救）。如表格所示，整體的預後和個別牙齒的預後都被多重因素影響。嚴重牙周病的牙齒，如果被判斷在「可疑」或是「無救」等級的話，面臨拔牙的機會就會增高許多（大約是 50%-60%）。機率最高的就是上顎臼齒區，下顎臼齒區次之。

會影響個別牙齒預後的因素

- 骨頭流失的程度
- 牙齒動搖度
- 侵犯到牙根分岔的程度
- 牙髓是否健康
- 牙周囊袋深度
- 牙冠和牙根的相對長度
- 牙齒的位置和咬合關係
- 齲齒
- 醫師專業知識與治療能力
- 牙根的形狀
- 骨頭破壞的型態

會影響整體預後的因素

- 年齡
- 身體的狀況
- 個別牙齒的預後
- 牙周破壞速度
- 患者是否合作
- 醫師專業知識與治療能力
- 病源
- 口腔不良習慣

在無救牙的判定方面，通常是因為牙周的支撐已經失去過多，而影響到健康、舒適度和功能。嚴重牙周病的牙齒如果判定是無救的話，會建議拔牙，以免細菌感染影響到其他的健康牙齒和未來的假牙重建計畫。

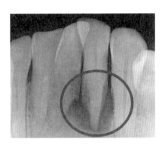

⬆ 骨頭已破壞超過牙根尖的牙齒，通常會被判定為無救牙。

以我治療嚴重牙周病的臨床經驗，再加上參考長期追蹤的牙周病研究報告：通常骨頭已經流失一半以上的嚴重牙周病患者，在臼齒又有侵犯到牙根分岔的地方，或是搖晃程度很高的無救牙，要保留牙齒會非常困難。此時，我們確實可能會和患者溝通是不是考慮拔牙後評估重建。

非不得已需要拔牙時，不少患者可能會在意門面的問題。確實，通常在還沒有確定正式假牙治療方案前，會需要過渡時期的假牙來維持一部分的美觀和功能。

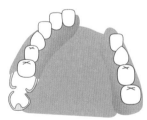
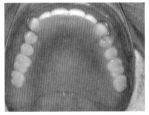

⬆ 臨時活動假牙。

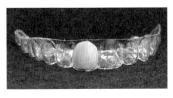
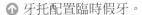
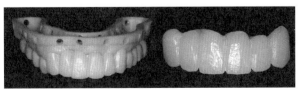

⬆ 牙托配置臨時假牙。　　　　　　⬆ 固定式臨時假牙。

事實上，在國外有針對牙周治療後的牙齒做長達 20 年左右的長期追蹤。研究中的患者平均是追蹤到 12– 22 年。針對情況不佳，在一開始預後就被判定為有疑慮的牙周病患齒在治療後追蹤，最後大約有三分之一到一半比率侵犯到牙根分岔的臼齒會被拔除。但反過來說，若能好好配合追蹤，能維持超過 10 年的機率也有超過一半。

這也是前文一開始說的，嚴重牙周病的後果可能得拔牙。但在拔牙前需小心評估！在我的理念裡，救一顆是一顆，治療嚴重牙周病時免拔牙是最好的！

回溯性研究	患者數	平均維護時間（年）	預後有疑慮的牙齒數	保留的牙齒數	拔除的牙齒數
Hirschfeld and Wasserman	600	22（15-53）	2139	1473（69%）	666（31%）
McFall	100	19（15-29）	215	81（38%）	134（62%）
Mcleod	114	12.5（5-29）	907	781（86%）	126（14%）

嚴重牙周病時該怎麼辦？對於嚴重牙周病的牙齒要不要拔牙，以及能保留多久，我的解讀是：

❶ 及時治療牙周病：

如果牙周病症狀尚未嚴重到牙根分岔或是動搖度過高，儘早治療牙周病並按時回診。針對牙周病的牙齒，是有潛力保留到 20 年的喔！

❷ 定期追蹤：

牙周治療後的定期追蹤是最重要的事情！也就是所謂的「牙周維持期治療」。研究中的患者追蹤回診配合度佳，但如果沒有好好地按時回診，耐心做好自身的口腔衛教，牙周病還是會復發！如此一來，牙齒拔除或脫落的比例一定更高，甚至可能產生更嚴重的併發症。

基於醫學文獻的理論基礎證實，我認為牙齒其實有潛力維持很久，甚至超過人工植牙的壽命。而治療牙周病的費用和植牙相較，所需預算也比較經濟。因此身為一個牙周專科醫師，我執著自身的牙周病治療理念，在與患者攜手合作下，守護並珍惜每一顆牙齒。後面分享的案例我也成功地保存了許多牙齒，包括嚴重牙周病患者，所以鼓勵大家一定不要放棄，為牙齒健康一起努力吧！

🦷 嚴重牙周病治療案例

　　在我的牙周門診中，大部分來諮詢的牙周病患者常會表示：不覺得有疼痛、咬合無力，頂多是牙齦流血發炎等問題；初期的牙周病症狀輕微，因此很容易讓人忽略以為牙周病沒那麼嚴重，但病況其實一直隨時間悄悄累積。由於這樣的輕忽，可能會失去最佳治療牙周病時機，這部分就必須依靠牙周病專科醫師本身的經驗與專業判斷，才能給予最適切的治療建議。

　　下面我分享幾個中度與嚴重牙周病的治療案例。這些案例不乏一般牙醫因經驗不足僅針對缺牙位置治療，而忽略了牙周惡化與齒槽骨流失。

案例一　全口中度，局部嚴重牙周病治療

　　40 歲左右的男性患者，因為牙齦腫脹而來評估是否得了牙周病。其實他曾經因為缺牙問題諮詢過很多牙醫師，大部分醫師都針對局部缺牙問題討論，卻忽略了牙周病的症狀其實已經出現，包含齒槽骨流失比例、全口牙周囊袋位置許多已經大於 5mm 以上。

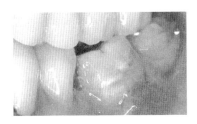

　⬆ 患者左下臼齒牙齦近照，這顆牙齒同時有牙髓和牙周的問題。

經過完整牙周病檢查後我們發現，全口牙周囊袋很多位置已經有 5mm 以上，齒槽骨平均流失大約 30 ％，有局部超過 50 ％，並有 5 顆缺牙。值得注意的是，上方門牙假牙之間有縫隙，這其實是因為後牙缺牙造成「咬合崩壞」，合併牙周病牙齒鬆動，而產生牙齒位移的現象（病理性位移）。由上述的嚴重牙周病診斷定義，判定是全口中度、局部嚴重牙周病（第四期）。

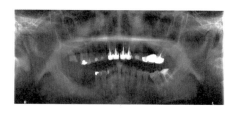
⬆ 牙周病治療前，先以環口式 X 光片完整檢查患者的牙齒狀況。

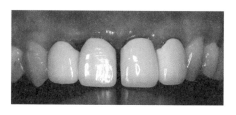
⬆ 因後牙缺牙，造成前牙假牙產生病理性位移。

案例完整治療

此類型的患者，以我的觀點來說會先以牙周病治療為優先，把牙周病控制穩定之後再解決牙齒功能或美觀問題。

經過充分的說明與溝通牙周病治療程序後，先進行第一階段牙周病治療，療程大約 1 個月，接著將前牙拆除重做，以全瓷牙冠修復（這方面因為有數位化牙科輔助，1 週內可以完成）。而臼齒植牙重建，則大約需要 3 個月左右等待骨整合的時間。

假牙療程中與療程後都要持續追蹤牙周維護狀況，未來要特別注意兩顆被牙周病侵犯到牙根分岔處的臼齒。這是屬於基本治療與居家口腔清潔的死角，如有必要的話，我可能會再建議進入到第二階段的牙周翻瓣手術。

很多牙周病患者會表示以前年輕時都沒有牙縫也沒有暴牙，現在卻出現了門牙縫。類似下圖中前門牙產生縫隙的狀況，其實是身體發出的訊號與徵兆，

很多是因為後牙咬合崩壞，導致前牙病理性位移的結果。這是嚴重牙周病的重要症狀及警訊，強烈建議盡快給牙周專科醫師檢查評估。

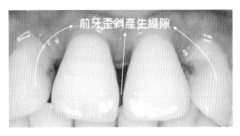

⬆ 嚴重牙周病後牙缺牙咬合崩壞，會使前牙歪斜產生縫隙（病理性位移）。

案例二 植牙前先完成全口嚴重牙周病治療

患者是一位 50 多歲的女性，因為右上的臼齒蛀牙疼痛到診所就診。一般牙科醫師幫她做根管治療並且預計用牙套修復。因為隔壁顆是缺牙，因此一般牙科醫師便將患者轉診到我的門診評估植牙。

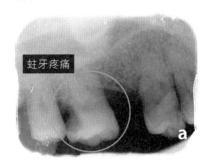

⬆ 患者右上臼齒蛀牙的 X 光片。

每當有患者想評估接受植牙療程，我一定會先評估整體的牙周狀況。畢竟有健康的牙周，植牙才會有穩固的地基，也才能使用的更長久。（植牙我會更謹慎，身為牙周病及植牙專科醫師，不隨便亂植牙是我的信念）我們發現到患者的牙周與齒槽骨流失超過 50%，缺牙一共有 3 顆，診斷是全口嚴重牙周病（第三期）。

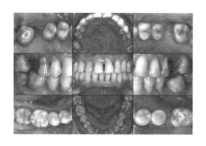

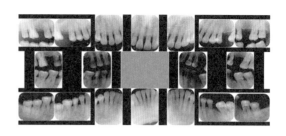

⬆ 被診斷為第三期全口嚴重牙
周病的各角度牙齒近照。

⬆ 被診斷為第三期全口嚴重牙周病的各角
度口腔 X 光照。

　　比照患者 10 年前的 X 光片，整體齒槽骨流失估計是 10%。依照大部分
牙周病的進展速度屬於中等（B 級），但是在缺牙處旁的小臼齒區流失超過
10%，破壞速度較快（C 級）。

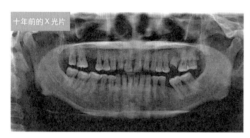

十年前的 X 光片

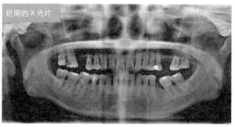

近期的 X 光片

　　以牙周專科醫師角度，有牙周病的患者我一定會讓其了解控制牙周疾病的
重要性。在進行牙周病相關治療與控制後，我才會開始植牙重建程序。

　　第一階段牙周病治療結束的 1 個月之後，我們認為整體牙周狀況已有初步
穩定。不過右上第二大臼齒牙周病侵犯到牙根分岔處，也同時有齒槽骨凹陷，
因此即使已經做過第一階段的牙周病治療，牙周囊袋仍是比較深。

　　幸好，牙周病患者在我這裡進行植牙，可以在植牙的同時進行牙周翻瓣手
術、牙周再生手術，減少患者手術的次數。一般如果各自找牙周專科醫師及植
牙專科醫師分開做，就需要等比較長的時間，也會經歷多次手術，痛苦期較久。
待 4 個月骨整合後裝好假牙，牙周囊袋也恢復正常值。

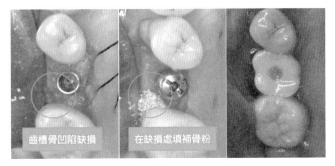

齒槽骨凹陷缺損　在缺損處填補骨粉

⬆ 利用牙周翻瓣與補骨，提供牙周組織良好的再生復原空間再裝上假牙。

案例三 全口嚴重牙周病不拔牙治療

案例是一位 40 多歲的男性，他除了全口有中等到嚴重程度牙周病以外，也有嚴重的蛀牙齲齒及缺牙，造成全口咬合崩壞。

來門診找我之前，他也去了其他院所評估過，不少醫師提供的方案是「一日全口重建」或是「All-on-4 全口重建植牙」，優點是會讓患者比較快有假牙，但缺點是可能要犧牲拔除很多顆牙齒。

我檢查評估後，認為經過牙周病的治療他大部分現有的牙齒可以保存，但是需要比較長的時間。

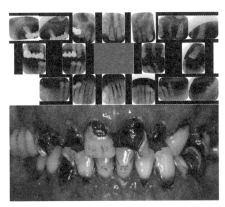

⬆ 全口嚴重牙周病，治療前的口腔與牙齒局部 X 光照。

即便是這麼嚴重的牙周病跟蛀牙、咬合崩壞，只要患者一個轉念、願意下定決心，就還來得及。我們先從牙周病第一階段療程開始，這個時期除了治療嚴重牙周病，也要養成患者願意配合，把口腔衛教習慣做好。（這才是根本～～要再次強調！）

以積極治療保留每一顆牙齒為目標，我們進行了包括多顆根管治療、全瓷貼片與全瓷牙冠、上顎植牙 1 顆與下顎植牙 4 顆；一年多的時間完成所有治療，扣除 1 顆智齒斷根以外，此嚴重牙周病案例沒有拔牙。

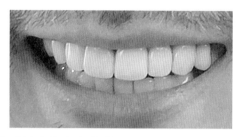

⬆ 全口嚴重牙周病患者在免拔牙情況下完成嚴重牙周病治療。

看起來嚴重到幾乎無救的牙齒，經過積極治療能達到這樣的效果，連患者本人都難以置信！治療完成後患者能夠放心地吃東西，也能自信開懷展露笑容，對我來說真的是最棒也最有成就感的回饋，也替患者感到開心。當然，也要非常感謝患者的耐心與信任配合，這點很重要。

所以，若您或周邊親友有嚴重牙周病，希望盡可能以不要拔牙為目標，並且記得盡早找有經驗的牙周病專科醫師諮詢或進行治療！

案例完整治療

第 **4** 章

牙周病治療後的
重要任務

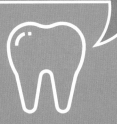

牙周病經過第一階段和第二階段的積極治療，通常症狀都會改善。但其實，完整的牙周病治療還有兩個重要的階段是不能忽視的，分別是牙周維護和口腔重建。以下會先說明牙周維護的重要性，接下來再和大家介紹萬一因為各種原因缺牙的話，有哪些重建的方式。

4-1
牙周維護與牙周支持性治療

在我的門診經驗中，牙周病最常見的復發原因就是經過初期治療後，症狀獲得改善但卻忽視遵照醫師的醫囑回診、做好牙周維護的重要性。其他原因還可能包括遺傳因素、口腔衛生習慣、免疫狀況、生活壓力等；若治療後不改變生活習慣，未維持良好的口腔衛生，復發風險將會大增。因此，大部分的牙周患者會建議每 3-6 個月進行維護，有問題的話能及早發現或處理，以避免或延緩疾病的惡化。

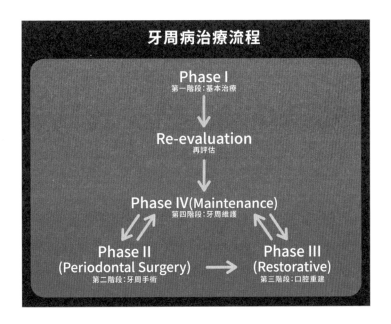

牙周病治療流程

Phase I
第一階段：基本治療

Re-evaluation
再評估

Phase IV(Maintenance)
第四階段：牙周維護

Phase II
(Periodontal Surgery)
第二階段：牙周手術

Phase III
(Restorative)
第三階段：口腔重建

雖然牙周病已經治療過，但牙菌斑和牙結石的反覆累積還是會導致牙周病復發。就好比打掃房屋一樣，第一和第二階段的牙周病治療，像是先把整個房子大掃除後，再做一些局部的結構補強。完工後不可能就再也不必維持房屋整潔，也需要定期的清掃或是年度重點大掃除。

我們在對付頑強的牙周病也一樣，牙周病患者在初步療程順利完成後並不是就沒事了；事實上，牙周病患者的牙齒存活率要高是有前提的，端賴醫患雙方的共同努力。患者除了要有居家正確口腔衛教管理，也必須能依照醫師指示，長期配合回診進行維護期的療程，也就是所謂的維護期或牙周支持性治療（maintenance phase 或 supportive periodontal therapy）。

牙周支持性治療的內容包含牙周深度探測、專業牙結石清除、再提升患者口腔衛教。以美國牙周病醫學會的定義來說，牙周支持性治療的目的有三個：

❶ 控制疾病避免惡化
❷ 找出有牙周繼續破壞的位置
❸ 如有必要局部可能要再治療

根據一份瑞典的研究顯示，有好好回診接受牙周支持治療的患者，在許多牙周病的評估指標上，優於沒有回診者。而在 2002 年義大利發表的研究更顯示，在治療牙周病後如果沒有規律的做好牙周支持性治療，患者失去牙齒的風險比有定期回診的機率高 5.6 倍！因此，按階段完成牙周病治療後，一定要做好牙周維護，可有效降低牙周病復發的風險。以下四項重要提醒提供大家參考：

❶ **維持良好口腔衛生**：牙周病主要致病原因是細菌在口腔內形成牙菌斑。因此，維持良好的口腔衛生是預防牙周病的首要步驟。**選擇適合自己的牙刷，每日至少徹底清潔刷牙 2 次，並且使用牙線、牙間**

刷清理牙齒鄰接面的食物殘渣和牙菌斑，才能確保能夠清理到所有表面，特別是後牙。適度的刷牙力度也很重要，過大的力道可能會導致牙齦受傷萎縮，造成感染發炎。

② 規律定期檢查：不論口腔是否健康，也應 3-6 個月做一次檢查。牙醫師可以在早期就發現問題，並及時進行治療。

③ 維持均衡飲食：避免過多的糖分和酸性飲食，因為這些可能導致蛀牙和牙齦問題。

④ 不吸菸：吸菸會增加牙周病的嚴重程度，並影響治療成功率。如果已經是吸菸者，應優先考慮戒除菸癮。

牙周病的治療並不是一勞永逸，而是需要長期的耐心照護。成功的牙周病治療有賴牙醫師與病人密切配合；在牙周病治療之後，須持續正確清潔牙齒，勿忽略定期回診檢查的重要性。

4-2
缺牙不補後患無窮

在第三章討論嚴重牙周病時有提到，雖然我們標準化的治療流程和採取手術盡量去保留牙齒，但還是會有一些牙齒本身的預後就比較差，或是還沒治療時已被判定為無救，不得已時還是可能會拔除自然牙。成年人除了因嚴重牙周病會建議拔牙以外，常見的還可能因為齲齒造成牙齒結構不足而無法修復、或是因為外傷導致牙齒斷裂。

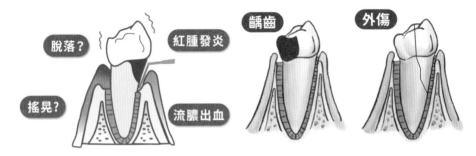

⬆ 齲齒（左）、外傷需要拔牙（右）。

針對任何可能要拔牙的情況，我的作法一定是會先讓患者了解建議拔牙的原因；不建議勉強保留的理由常是因反覆感染發炎，影響生活或傳染到其他口內健康的牙齒，也可能是齒質結構太差而無法修復。

但我不會在初診檢查評估的階段就答應患者拔牙，即使是患者自己主動要求或同意拔牙處置。這是因為即使拔牙療程本身可能很單純，但患者失去的並不是只有那顆無救的患齒。跟隨缺牙而來的問題和風險，其實很有可能被低估，拔牙之後要做什麼處理，患者可能完全不清楚。

我常在治療牙周病或是拔牙前就特別提醒患者，要思考初步治療牙周病之後或是拔牙後該怎麼重建？未來的藍圖在哪裡？這是因為人有 28 顆牙（成人不包含第三大臼齒共 28 顆恆牙），只要有牙齒缺損，所有的牙齒及咬合咀嚼都會受到影響；全口牙齒不會固定在原來的位置一動也不動，在拔除無救的患齒後，整個齒列會繼續變化，任何原因拖延或忽視任何一顆缺牙，其他牙齒損壞的機率都會變高。

常見的狀況是從缺第一顆牙開始，若沒有把假牙做回去，鄰近的牙齒會往缺牙所空出來的空間位移、傾倒，原本對咬的對側牙齒也會往另外一顎移動。在無聲無息的變化中，包括牙周的維持或治療、缺牙處假牙的修復會變得更為困難複雜，還可能因此要花更多時間利用齒顎矯正的方式把牙齒復位後，才能重建假牙。

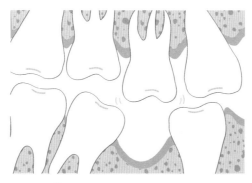

⬆ 缺牙產生的空間變化。

如果是想要植牙的缺牙患者，也會因為缺牙後隨之而來的牙齦和齒槽骨萎縮導致條件不佳，需要多次手術才能把失去的軟硬組織重建。這樣一來所花的時間會變長、預算會增加，甚至治療的效果也會比較差。

患者抱怨治療費用很高是每天在門診都會上演的戲碼，所以我常勸告患者，最經濟的方式首先就是先學會顧好自己的牙齒。若想要省錢，牙齒從小問題開始就要想辦法解決。同時有牙齒的時候要好好珍惜，盡量不要讓自己缺

牙。如果真的不幸拔牙缺牙了，一定**記得一顆缺牙會有深遠的影響。要避免「拖延」和「遇缺不補」，因小失大，演變成更多問題甚至全口缺牙，代價更高！**針對不只一顆缺牙或是需要全口重建、想要植牙，動輒數十萬或是上百萬的預算，投資在牙周病治療好好地維護保留自己的牙齒，才是比較經濟節省的作法。

以下用這個案例來說明，如果缺牙不補所產生的後遺症，以及植牙後續是如何修復。

患者是大約 30 多歲的女性，因為很怕看牙，因此即使知道牙齒有問題，也會一直拖延到沒辦法忍耐才會看醫生。初診時我們發現她最主要的問題有兩個：第一個是左邊下顎後牙區很容易塞食物，牙齦常常會不舒服。第二個則是在左邊上顎後方的假牙周圍，牙齦很容易流血。

從口內和全口 X 光片檢查，我們可以發現她以前在右上後牙區給其他醫師植牙的痕跡經驗，但可能因為怕看牙的緣故，左側一直沒做處理。左下區域第一大臼齒很早就缺牙，缺牙沒補久了之後齒列空間改變，後面兩顆臼齒往前傾倒，造成吃東西時食物堆積難以清潔的問題。

而左邊上面後方的假牙因為時間久遠密合度已經不佳，成為了清潔死角，因而造成牙菌斑堆積導致牙齦發炎流血。

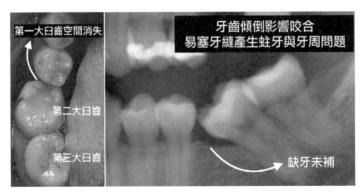

⬆ 長期缺牙導致鄰牙移位與空間喪失，影響咬合更產生食物塞牙縫與牙周問題。

在全口牙周檢查方面，患者齒槽骨有初期流失，只有在主訴區域有比較深的牙周囊袋，屬於全口輕微、局部中度牙周炎。

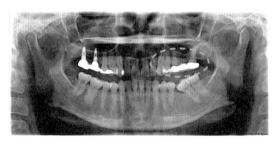

⬆ 環口式 X 光片，藍圈標註處為左上牙橋，易造成牙菌斑堆積。左下缺牙處牙齒排列已明顯改變。

🦷 植牙重建前先改善牙周狀態

因此，我們建議先拆除左上牙橋，換上臨時假牙後，進入第一階段牙周治療與口腔衛教，這樣能減少醫師治療時的器械限制與死角，利於牙周恢復。（第一階段牙周治療我們採用「MAPCare 牙周病專科治療方案」，得到很好的效果！）

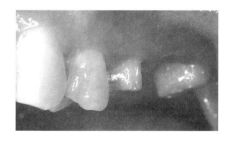

⬆ 拆除左上舊假牙牙橋。

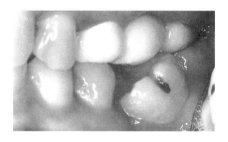

⬆ 裝上臨時假牙後開始進行第一階段牙周病治療。

🦷 鼻竇增高改善植牙條件，舒眠牙醫手術一次完成

牙周治療完成後開始重建後牙。左上區域的骨頭條件方面，由於長期缺牙之後造成齒槽骨萎縮、高度不足，條件上會建議植牙手術時同時進行「側窗式鼻竇增高術」與補骨。（關於上顎後牙區鼻竇增高會在後面章節再做詳細介紹）

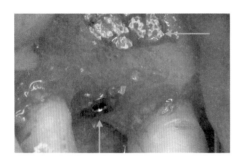

⬆ 側窗式鼻竇增高術，箭頭為人工植牙處和側窗補骨粉處。

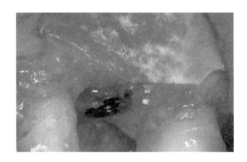

⬆ 補骨粉後覆蓋膠原蛋白再生膜，為組織創造良好的再生復原空間。

左上第二大臼齒因為臨床牙齒太短，同次也進行了牙冠增長術，讓未來的假牙不易鬆脫，也能夠提升正式假牙的密合度。手術在舒眠麻醉下進行，醫師可以同時把很多療程一次完成，並且解決患者對牙科恐懼的問題，術後滿意度很高。

🦷 缺牙不補牙齦萎縮，游離牙齦移植術增寬牙齦

患者的左下區域牙齒，溝通之後我們建議先做局部矯正，目的是復原第二大臼齒的位置和角度，才能夠使容易塞食物的問題改善。

調整空間後再用植牙修復，口腔清潔會比較容易且恢復功能正常。不過這樣得先拔除第三大臼齒，置放矯正骨釘後再利用骨頭的力量把第二大臼齒向後扶正，半年左右恢復原本第一大臼齒空間。

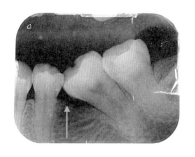

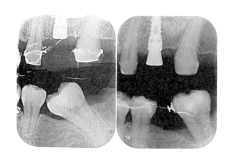

⬆ 缺牙不補導致鄰牙傾倒產
　 生清潔死角，是牙齦發炎
　 流血主因。

⬆ 智齒拔除後放置骨釘矯正第二大
　 臼齒，恢復第一大臼齒空間。

　　空間恢復後，由於長期缺牙造成牙齦萎縮、角化牙齦不足，因此在左下後牙區我們先執行「游離牙齦移植術」把牙齦增寬。大約等待 6 週牙肉穩定後，再同樣以舒眠方式進行左下後牙的植牙手術，這樣能讓患者感到安心且舒適。

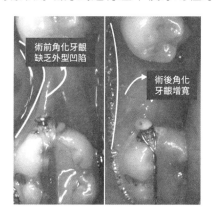

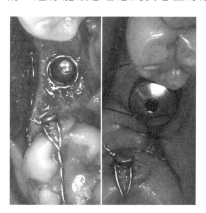

⬆ 缺牙造成牙齦萎縮，透過游離
　 牙齦移植術補牙肉增寬牙齦，
　 為植牙假牙打下穩固地基。

⬆ 透過舒眠牙醫手術過程，植
　 入人工牙根。

　　等待上顎半年、下顎三個月人工植牙骨整合的時間後，最後順利地把正式假牙完成。

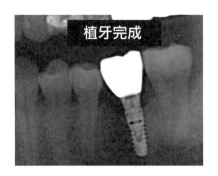

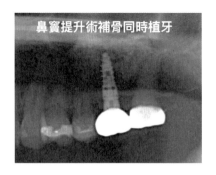

↑ 植牙完成後裝上正式假牙的 X 光片。

↑ 鼻竇增高術、補骨與植牙手術後，人工植體周圍骨頭狀況穩定。

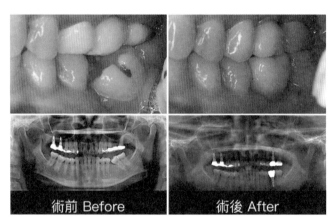

↑ 牙周病治療與手術前後比較。

　　由以上案例可以發現，缺牙不補確實會造成牙齒條件變差，拖太久的話更會造成牙齒位置變化及排列改變，增加重建複雜度和困難，步驟會更多且時間和預算都增加。

案例完整治療

4-3
哪一種牙齒重建方式適合我？

　　如果是小範圍的局部缺牙重建，其方式可能是一般傳統假牙或是人工植牙，這裡我用這兩個案例來和大家說明。

局部缺牙方案一：牙橋

　　在全口牙周病治療穩定後，以 DSD 微笑設計客製全瓷假牙。這是前牙缺牙用牙橋修復的案例，從前牙區照片，我們整理分析出以下患者的牙齒問題：

❶ 因為抽菸的習慣導致牙齒染色
❷ 舊的假牙邊緣不密合，並且正中門牙的形態不自然
❸ 牙周病的緣故導致牙齦萎縮與牙縫變大

　　在 DSD 數位微笑設計的術前評估步驟，我們會收集外觀與口內的相關資訊，再依照患者的條件與需求，設計適合符合患者微笑曲線的牙齒排列、大小與型態。

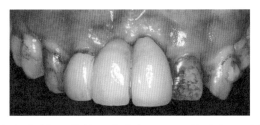

⬆ 執行 DSD 數位微笑設計前，先收集口內照片資料，分析患者條件。

採用 DSD 的流程特色，就是在 mock up 這個試戴溝通的步驟。藉由模擬完成的外型，我們可以預見到正式假牙、全瓷貼片的外觀結果，並讓患者參與討論。在醫療允許的範圍內取得醫師和患者的共識，再進行正式假牙的製作，這樣才能提供患者所希望的成品。

　　我在這個步驟用了兩次門診時間和患者討論，溝通後才確實清楚患者想要的是在兩邊的犬齒形態比例上要比較顯著突出的感覺。定案後依照設計製作的正式假牙，幾乎不太需要再做修改，就可以把全瓷冠和全瓷貼片通通黏著好。

　　第二次模擬試戴臨時假牙時，患者表示比較喜歡這樣的排列和形態，此外因為他比較喜歡大一點、尖一點的犬齒，所以正式假牙右側的犬齒依照左邊來設計。

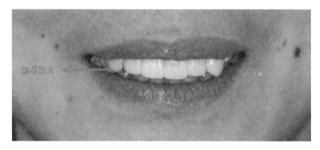

⬆ DSD 微笑設計模擬試戴臨時假牙，患者表示偏好大一點、尖一點的犬齒外型。

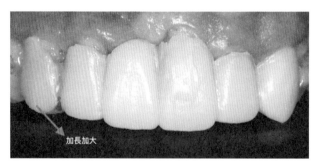

⬆ 正式假牙製作時，將依照患者期望的牙齒型態加強犬齒設計。

在牙齒精細修磨完成後，利用口腔掃描的方式，建立了數位 3D 模型檔案。最終我們以一組三顆牙橋、三個全瓷貼片為患者重建前牙美觀。牙周治療過後的牙齦紅腫容易流血問題已有改善，這樣也才能確保新做的成品能夠長保穩定。

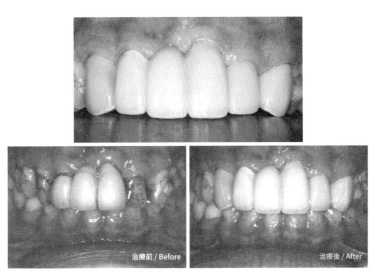

⬆ 經歷了完整的牙周病治療和前牙美觀重建，治療前後變化比對。

案例完整治療

🦷 局部缺牙方案二：人工植牙

這位患者處理的位置是在左下後牙區。如照片所示，患者有兩顆假牙，最後面有一顆臼齒殘根，這可能是因為他早期左下的臼齒缺牙，當時其他診所用傳統牙橋幫他修復。

傳統牙橋的缺點，除了是前後牙齒需要犧牲齒質磨小才能印模製作以外，牙橋底下也會產生清潔死角，導致難做到良好的清潔，很容易發生再蛀牙或是牙周疾病等後遺症，久而久之後面的牙齒蛀斷成為殘根。

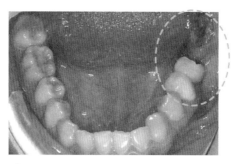

⬆ 左下後牙區的假牙和臼齒殘根。

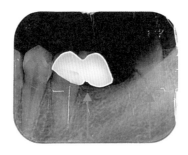

⬆ 左下後牙區 X 光片，箭頭處為假牙與臼齒殘根。

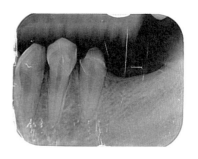

⬆ 假牙拆除後的 X 光片。

牙齦萎縮影響植牙穩定，採游離牙齦移植術補牙肉預防後遺症

在這個案例中，我們做了兩次手術，第一次手術過程順利置放兩支人工牙根。但因為患者在這個區域缺牙多年，產生了牙齦萎縮、角化牙齦不足等後遺症，因此在第二次執行「游離牙齦移植手術」來增加患者的植牙牙肉寬度，這樣牙齦才能對以後的植牙假牙起到保護作用，利用牙刷清潔時會比較舒適，維持植牙長期的穩定性。

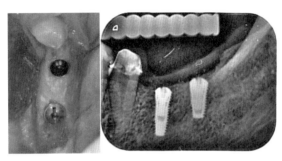

⬆ 第一次舒眠植牙手術過程，順利植入兩支人工牙根。

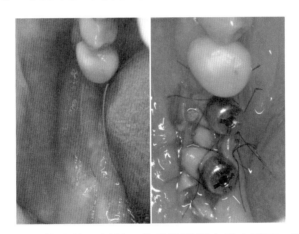

⬆ 第二次為植牙手術後大約 3 個月。此時植體還在牙肉底下，照片中紅線區顯示角化牙齦不夠，通常寬度至少要 4mm 以上。右圖為植體露出換上癒合帽，同時把牙齦補寬。補肉手術增寬牙肉後約 6-8 週，我們利用數位牙科技術與特殊植牙口內掃描套件，可以有效率且精準地把植牙假牙完成。

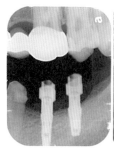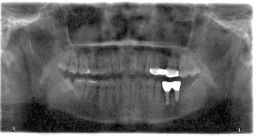

⬆ 鎖上數位套件掃描後植牙完成的 X 光片。

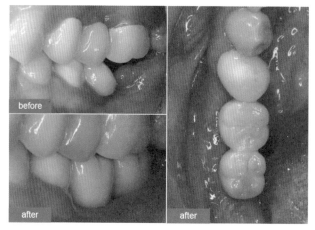

⬆ 完整牙周病治療後與植牙療程的前後對比照。

　　針對這位患者的情況，因其左下同時缺第一、第二大臼齒，我不會建議以傳統牙橋方式修補缺牙，若不植牙的話，建議以活動假牙修復。

案例完整治療

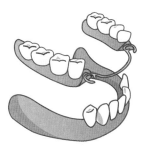

局部活動式假牙

- 由剩餘牙齒和牙肉提供假牙固持力或支撐
- 可自行取下清潔
- 所需預算比較低

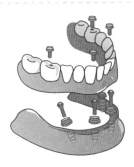

All-on-4/6全口固定式假牙

- 僅需四支或六支植體達到全口重建
- 採直式和傾斜方式植入植體
- 所需牙骨量較少適合骨質流失嚴重者
- 最快當日即可完成重建
- 咬合程度恢復最佳

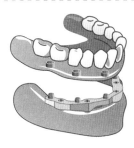

連桿相連式全口活動式假牙

- 植牙提供假牙固持力使假牙不易鬆脫
- 所需植牙量較少適合骨質流失嚴重者
- 可自行取下假牙清潔

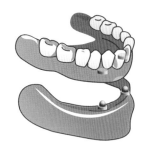

單獨鈕扣式全口活動式假牙

· 植牙提供假牙固持力使假牙不易鬆脫
· 所需牙骨量較少適合骨質流失嚴重者
· 咬合力支持大部分仍由牙齦軟組織提供
· 可自行取下假牙清潔

　　至於是單顎大部分缺牙，或是已經到了全顎缺牙的程度，重建方式可能有活動式假牙、植體輔助式活動假牙，或是全口固定式假牙（全口植牙或是 All-on-X，X 為植體的數目）。更詳細內容將在 5-10 說明（請見 P274）。

第 **5** 章

牙周病能不能
植牙？

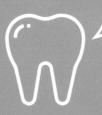

當患者因牙周病或其他原因造成缺牙時，人工植牙是常見的治療選項之一。植牙具有不需為了做傳統牙橋而犧牲磨損相鄰健康牙齒的優點；相較於活動假牙，人工植牙也相對穩定且較不會有異物感。在這個章節我會從牙周專科與植牙專科醫師的角度，跟大家介紹人工植牙與相關注意事項。

5-1
牙周病能不能植牙？成功率高不高？

在牙周病治療的過程中，常常會遇到嚴重牙周病患者有掉牙，需要進行缺牙重建或植牙的情況。我也常被問到「牙周病究竟適不適合植牙？成功率高不高？」這一類的問題，因此在這個章節和大家分享一些牙周病治療成效對於植牙整體治療計畫的影響，以及牙周病植牙需注意哪些事項。

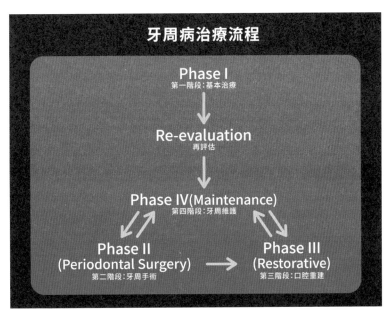

⬆ 整體牙周病治療流程與植牙、假牙重建相關是在第三階段 (phase III)，通常至少一定要經過第一階段治療後再行評估進行。

首先，牙周病患者是可以植牙的，但植牙成功率取決於牙周病本身是否有獲得良好且長期的追蹤控制。雖然牙周病的確是植牙失敗的風險因子之一，但

若能在接受植牙療程前好好將牙周病控制穩定、確保齒槽骨健康、改善口腔衛教並規律定期檢查，植牙成功率和沒有牙周病的人其實是近似的。

相較於一般患者，牙周病患者的植牙條件相對較差，常有齒槽骨量不足或是牙齦萎縮等問題，必要時需進行補骨手術或游離牙齦移植術重建軟硬組織。因為在植牙前妥善把植牙環境整理好，才能達到預期的成效。

另外，對於牙周病需植牙的患者而言，未經過控制的牙周病是植牙失敗的風險因子之一；有牙周病史的患者有較高產生植體周圍炎的傾向。身為牙周病與植牙專科醫師，我會強烈建議牙周病患者在植牙前先評估並控制牙周狀況，養成良好的口腔衛生習慣再接受植牙，才能維持植牙長期健康穩定。

在標準的牙周病治療流程中，我通常會在完成第一階段的牙周病治療後再行評估是否要進行植牙。

為了避免植牙後發生牙周發炎或植體周圍炎，我在植牙時都會特別小心謹慎，畢竟目前的治療方式對植體周圍炎的療效都不太理想，因此建議牙周病患者能在植牙前就採取嚴謹的策略，預防勝於治療。而關於植體周圍炎，將在下個章節中再詳細說明。

🦷 最好先治療牙周病再進行植牙

若牙周病需要做植牙重建，我會建議有全口通盤的治療計畫考量，避免「頭痛醫頭、腳痛醫腳」只做局部治療。為了求快或是節省預算跳過牙周控制的步驟，可能會導致未來花更多時間和預算來解決問題。

以蓋房子當作比喻，完整徹底的牙周病治療就像是整地讓地基穩固的基礎工程，在上面建蓋的房屋樑柱（植牙、自然牙）才能穩定，最後再完成外部裝潢（假牙與美容牙科）。如果地基不穩，上面的建築就會不耐久。而根據台灣牙周醫學會在 2012 年的受訪文章顯示，其內容也呼籲牙周病患者應先治療牙周病後再進行植牙重建療程。

事實上，牙周若控制穩定，植牙的成功率和一般牙周健康的患者狀況相當接近。根據研究顯示，經過 108 個月追蹤牙周病患者的植牙存活率仍然有九成左右，因此，好好地配合治療，牙周病患者仍然是可以接受植牙治療的。

牙周狀況	植牙存活率 (50 個月)	植牙存活率 (108 個月)
健康	>96%	96 %
中度牙周病	>96%	95 %
嚴重牙周病	>96%	88 %

不同階段的牙周病植牙長期追蹤存活率研究數據。

嚴重牙周病患者的植牙在這個研究中，大部分約在 50 個月後從超過 96% 下滑到 108 個月的 88%，這個數據也顯示出療程後的維護尤其重要。

牙周病植牙後也要維護：牙周支持性治療

在第四章我有討論並強調，在嚴重牙周病第一和第二階段治療過後，牙周維護與牙周支持性治療的重要性 (即 maintenance program、supportive periodontal therapy)。植牙和自然牙的療程後定期檢查同樣不可或缺，概念類似買了汽車後每半年或是五千公里就要進廠維修檢驗。

研究顯示，牙周病患者的植體周圍炎發生率較高，也較容易產生比較深的植牙周圍囊袋、進而造成齒槽骨的破壞。因此，大部分的嚴重牙周患者會建議每三個月進行維護，有問題的話及早發現處理，以避免或延緩疾病的惡化。

嚴重牙周病患者植完牙後如果沒有規律定期檢查，可能會導致植體周圍炎。例如這位 50 多歲的患者在 2015 年就已經有嚴重的牙周病，當時有規律治療與定期檢查，陸續完成 6 顆人工植牙重建，但後來沒有進行定期檢查環節（患者因 covid-19 疫情因素不敢就醫），最後發現其無論自然牙或是人工植牙的齒槽骨，都有明顯加速破壞的趨勢。

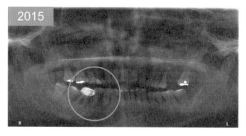
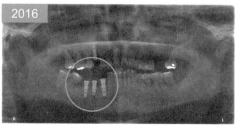

⬆ 患者在 2015 年因為嚴重牙周病開始接受拔牙與植牙療程。

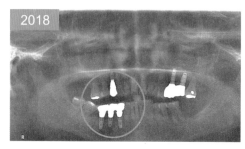
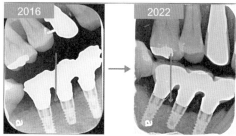

⬆ 療程完成後未按時回診,從 X 光片可以發現右下後牙區的植牙周圍骨頭明顯吸收。

🦷 牙周病一定要拔牙嗎?自然牙可能沒有你想像中的不堪一擊

現在是植牙被大量使用的時代,對於牙周病的患齒,有不少可能會因為假牙的需求而提早拔除。但很多人可能不太了解所謂的「全口快速植牙」或是「All on 4/6」為了求快,常常需要犧牲部分還能保留的牙齒。

從可能發生植體周圍炎的角度來看,目前植牙確實是成功率很高的缺牙重建方式,不過,和天生的自然牙齒相比似乎又不是這麼的完美。以牙周病專科醫師的角度來說,遇到可能即將被拔除的牙齒,我通常會先思考這些牙齒是不是還有機會經過治療保留?預後如何?能留的話可能可以留多久?何時是植牙介入的適當時機?

在第三章我曾提到不少學者有針對牙周病患齒預後不佳的自然牙做長期追蹤（12 － 22 年），發現一開始被認為情況不佳的牙齒，若好好維護仍可能有將近七至八成的存活率！因此在討論是否植牙之前，除了一定要耐心地先完成牙周病治療，我們還是會和患者好好溝通治療計畫與治療目標，再開始進行假牙重建療程。

以這位患者為例，把下顎兩側的第一大臼齒相比較，左下第一大臼齒發生植體鬆動需移除，植牙壽命大約是 7 年左右。而右下自然牙是嚴重牙周病患齒，超過 15 年的追蹤，仍能在口內繼續維持。由此可見植牙不是一勞永逸，甚至比右下的自然牙還早脫落。

從下面 2015 到 2020 的 X 光片顯示，右邊的臼齒齒槽骨還有自然恢復的傾向。所以我們在衡量要不要拔牙植牙時，或許應該更小心地預測待拔牙情況是不是真的這麼糟。

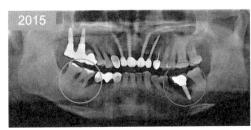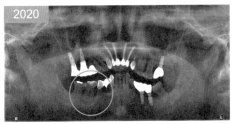

⬆ 經過長期的追蹤比較，發現患者的自然牙壽命比植牙還要久。

🦷 給牙周病患者植牙的建議

牙周病患者如果能接受整體的牙周病治療，並且有定期維護回診的計畫和習慣，在沒有其他嚴重系統性疾病或禁忌症的狀況下，當然可以接受植牙的療程。

而自然牙的長期預後常常被低估，因此對條件狀況不佳的牙周病患齒，不建議未治療就倉促地拔牙植牙，或許應試著以牙周病治療的方式著手並觀察是否有改善的可能。

在門診我常會遇到兩類植牙與牙周病有關的情況：第一類是嚴重牙周病患者即將或是已經有缺牙的問題，這可能在不久的將來會面臨到缺牙重建或植牙的課題。第二類則是已經在其他院所接受過植牙相關療程，但因為被診斷告知有牙周病的問題或是發生植體周圍炎，被建議至牙周病專科評估治療。

針對這二種不同類型患者，我在這個章節會說明什麼是植體周圍炎、有哪些症狀，並透過案例帶您了解專科醫師如何治療。

🦷 植牙後發炎或細菌感染怎麼辦？

一般患者最常聽到植牙的併發症就是「植體周圍炎」，但並不了解它到底是什麼意思。其實我們可以把植體周圍炎視為「植牙的牙周病」，它的發展和牙周病相似，細菌感染是其病因之一。許多研究報告顯示，在植體周圍造成發炎流血或齒槽骨破壞的地方，其細菌的組成與造成牙周病的主要細菌非常類似，並且在受感染處細菌量特別高。

植體周圍炎（Peri-implantitis）症狀初期類似牙齦炎，黏膜產生紅腫容易出血，嚴重時會造成人工牙根鬆動脫落，導致植牙失敗。很多植體周圍炎的患者可能存在有未被控制的牙周病，因而造成細菌的蔓延感染。

🦷 植牙後發生植體周圍炎怎麼辦？

根據研究顯示，植體周圍炎發生率高達 12%-43%，比我們想像中的高很多！並且一旦發生植體周圍炎，齒槽骨破壞的速度通常會比自然牙齒更快。在現今以人工植牙為主要缺牙重建的方案來說，我們可以預期會有愈來愈多的植體周圍炎需要治療處理。

植體周圍炎的治療類似於牙周病治療的觀念，也是採取階段式進行。非手術治療包括清創、藥物或抗生素殺菌、雷射或水雷射治療等，甚至手術治療都是其選項。但因為各種治療方式的效果都不太好，預期性很低，因此常常都是以移除植體來解決。

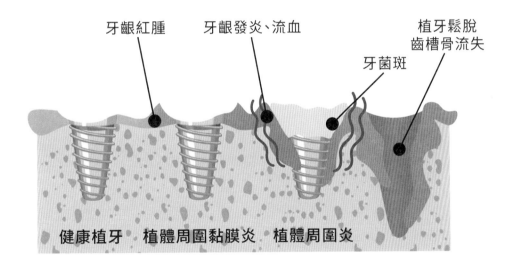

🔼 植體周圍炎的進展：初期植體周圍黏膜炎類似牙齦炎的表現，若進展到植體周圍炎則是齒槽骨已經開始破壞。

🦷 不同階段植體周圍炎治療方式

1. 第一階段從非手術治療開始,包括利用植牙專用刮刀深層清潔、藥物或抗生素殺菌治療。
2. 若是產生較嚴重的齒槽骨缺損,可能會進入到第二階段手術翻瓣,視情況修整骨頭或是補骨再生手術。

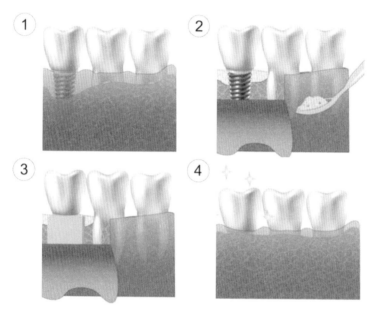

⬆ 若植體周圍炎造成嚴重的骨缺損,可能會採補骨治療,手術方式與牙周再生手術類似。

　　水雷射具有優良的滅菌特性,可被用來輔助牙周病治療,同時也可以利用在植體周圍炎的各階段療程。目前採用翻瓣、水雷射徹底針對植體表面消毒後補骨,來處理植體周圍炎所造成的骨缺損,是公認比較有效的做法。

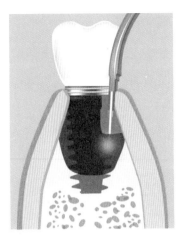

⊕ 植體人工牙根表面用水雷射滅菌。

　　至於為什麼植體周圍炎的治療效果都不是很好呢？主要是因為植牙的人工牙根植體螺紋和表面特性，導致不容易徹底清潔，加上植體周圍的血液循環比較弱，使得術後恢復修復能力較差，這就是為什麼各種植體周圍炎治療方式的效果都不太好，預期性低。當骨頭破壞仍然持續時，最終還是得移除植體來解決。

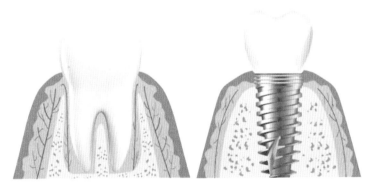

⊕ 人工牙根表面結構複雜，導致植牙血液循環較差。

🦷 植體周圍炎治療案例

　　以下我用案例來說明植體周圍炎的治療方式。患者是年約 50 歲的男性，患有全口嚴重牙周病。他從 2007 年就已經來院尋求缺牙重建療程，院內另一位植牙醫師也幫他處理多顆植牙。我在 2015 年接手治療時患者口內已有 7 顆人工植牙。其是因為左下第一大臼齒的植牙周圍牙肉反覆發炎，而再度前來尋求處理。

　　經過完整的口內檢查和對照舊 X 光片，發現他的牙周病需要更積極地控制，並且主要不舒服的植牙處齒槽骨流失得非常嚴重，甚至破壞得比其他自然牙更快，只剩下不到兩成的骨支撐，這樣的植體只得移除。

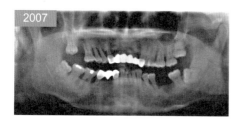

⬆ 患者在 2007 年時就已經有嚴重牙周破壞。

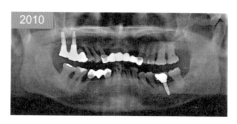

⬆ 2010 年植入三顆植體。

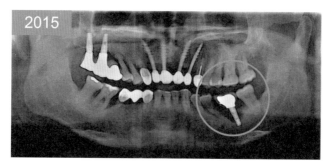

⬆ 2015 年又多了四顆植體，且左下第一大臼齒處的植體骨頭嚴重吸收，面臨移除或鬆脫。

移除植體之前，我和患者討論未來該區域要如何修復或重建的計畫。我告訴患者，因為齒槽骨的缺損太嚴重了且很靠近下顎神經管，除了必須移除植體之外，還要拔除植牙前一顆的第二小臼齒，並且在植體移除後牙肉恢復的兩個月內先做補骨手術，等半年後再看看有沒有辦法植牙。

依照這個計畫，幸好植牙順利完成，但是前前後後幾乎花了一整年的時間才處理好，還得承受多一次補骨手術的不適，才完成重新治療的程序。

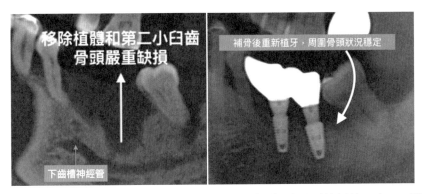

⬆ 移除植體和第二小臼齒，齒槽骨嚴重缺損且很靠近下顎神經管 (左)；補骨植牙後骨頭狀況穩定 (右)。

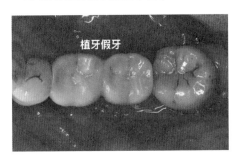

⬆ 重新植牙完成後的假牙外觀。

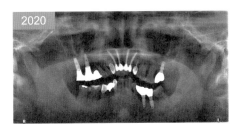

⬆ 經過整體療程後，仍要定期進行牙周和植牙維護療程。

從前述案例我們其實可以發現，同一個缺牙位置要植第二次牙不但很花時間，手術次數也不只一次！因為移除植體的位置有可能因為條件惡化，不適合再接受第二次植牙療程。處理一個失敗的植牙，醫病雙方都很有壓力。

🦷 如何預防植體周圍炎？

針對植體周圍炎，其實最好的方式是預防勝於治療。牙周病患者要避免植牙後發生植體周圍炎，首先要把牙周病做完整的治療控制，這樣植牙的壽命才會久。

如圖中所示，要預防植體周圍炎有三件事要做好。因為牙周病患者植牙後發生植體周圍炎的機率高於一般患者，植牙前應仔細評估，植牙後也要用心維護。

- 維持良好的口腔衛生
- 規律定期的牙醫追蹤
- 戒菸

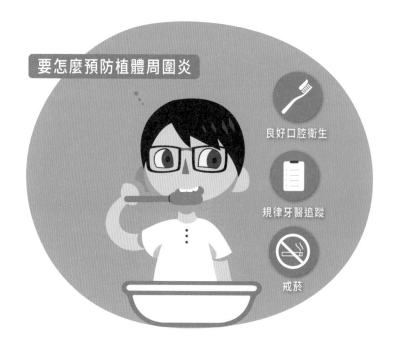

5-3
牙周病植牙常見Ｑ＆Ａ與注意事項

　　以下整理一些我在門診時關於牙周病患者植牙的常見問題與注意事項跟大家分享。

Q1 牙周病患者可以植牙嗎？

Ⓐ 研究報告顯示：

❶ 植牙失敗的主要原因之一是因為細菌感染，而這些致病菌與造成牙周病的細菌十分類似。

❷ 有牙周病史的患者有較高機率產生植體周圍炎。

❸ 牙周若控制穩定，植牙成功率和一般牙周健康患者接近。

因此，要追求植牙長期健康穩定，建議先評估控制牙周狀況並且養成良好的口腔衛生習慣。

Q2 骨質疏鬆症可以植牙嗎？

Ⓐ 骨質疏鬆症會造成骨質流失與骨質密度降低；影響比較大的是利用抑制骨吸收的機轉，包括治療骨質疏鬆症及治療癌症骨轉移的藥物，如：福善美 (fosamax)、卓骨祂 (zometa) 或保骼麗 (Prolia) 等。這些藥物長期大量使用，傷口內骨頭修復不佳，可能會引起「藥物相關顎骨壞死症」(MRONJ:Medication related osteonecrosis of the jaw)。依目前數據顯

示，骨質疏鬆用藥「雙磷酸鹽類」口服藥物比注射針劑發生顎骨壞死的機率低很多，但服用藥物超過三年的患者，發生顎骨壞死的機率則較高。從相關文獻顯示，骨質疏鬆可能會使人工牙根植入時較不容易達到初期穩定度，植牙手術的困難度會增加，等待骨整合的時間也可能需要比較久；成功達到骨整合後，植牙的存活率和一般人沒有差別。在長期追蹤下，植體周圍的骨質流失會比一般人稍多，但骨質疏鬆症對於植牙的影響並沒有想像中的大。

門診中有使用骨質疏鬆藥物的患者，若要植牙或治療其他口腔感染問題時一定要告知醫師；醫師也應仔細詢問評估，才能有好的風險評估與處置。

Q3 糖尿病患者植牙前要注意什麼？

Ⓐ 曾有媒體報導，台中一名廖姓婦人到牙醫診所植牙，術後傷口不斷滲血、植體處腫脹疼痛，經中山醫學大學牙科與內科會診後發現，婦人在不知自己是糖尿病患的情況下做了植牙手術，導致傷口無法癒合，價值 8 萬元的植牙也隨之報銷。

糖尿病患者因為代謝異常關係，導致傷口容易惡化且復原能力降低，牙周病因此也會比較嚴重，拔牙、牙周或植牙手術術後發炎感染的機會也會變高。因此，糖尿病患者若要接受植牙治療，建議先控制牙周病況或其他感染問題。必要時須會診內科醫師了解血糖控制狀況，才能執行侵入性較高的手術。若血糖和牙周狀況都控制穩定，牙科治療的成效與一般患者無異。

Q4 有牙周病的牙齒如果狀況不佳，要保留還是要植牙？

(A) 這題狀況因人而異，因醫師而異，沒有標準答案！通常我們會綜合患者各方面的因素，衡量保留或是植牙重建的療效評估與長期穩定性，提供患者符合本身條件的治療計畫。這需要建立在實證醫學基礎上，才能預測、避免、減少不希望的併發症。

事實上，牙周專科醫師每天都會面臨這個問題，我們會盡量把植牙的優缺點讓患者了解再做決定。

1 牙周治療預算比植牙低，治療時間較短。植牙需要牙肉或骨頭再生者，療程有時會需要半年或一年以上。

2 植牙通常要到等待成年生長發育完成後才能執行。

3 植牙也可能會有植體周圍炎，症狀類似牙周病骨頭破壞。通常植牙前會建議先把牙周病控制穩定。

4 植牙的血液循環比較差，在前牙區域要達到美觀要求比較困難。

5 自然牙如果有嚴重齲齒或是牙髓問題時，保留牙齒有時會比較難預期，植牙則沒有齲齒問題。

6 植牙的咬合感覺會比較鈍，有時會發生螺絲鬆動或假牙瓷裂的狀況。此時若人工牙根仍穩定，通常還是有辦法修復。

Q5 植牙假牙固定都是用黏的嗎？

(A) 局部固定式植牙假牙固位設計有兩類，通常依照醫師習慣、假牙垂直空間、植牙系統設計、植牙深度或是其他因素而決定類型。

• 螺絲固位式：支台和假牙合而為一，共同利用植牙螺絲固定於植牙牙根。

- 黏著劑固位式：先把支台鎖在植牙牙根，使用黏著劑把假牙黏在支台上。

我通常會建議盡量用螺絲固位式設計，其優點有以下：

- **容易維修：**植牙偶爾會見到螺絲鬆或是假牙需要拿下維護，此時可以輕易鬆開卸下固位式螺絲後處理。
- 使用黏著劑方式常會有殘膠的問題。若要避免植體周圍炎或是其他問題，殘膠需要徹底清除。

但若選擇螺絲固位式設計，通常植體植入位置會比較困難或受限，不見得達到希望的效果。因此在某些狀況，我們還是得採取黏著劑固位設計。

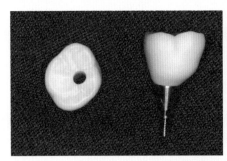
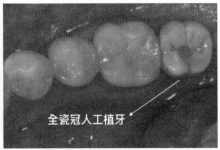

全瓷冠人工植牙

⬆ 螺絲固位式植牙假牙。

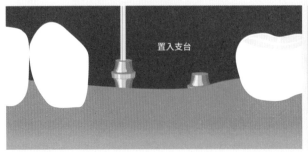
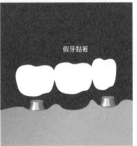

置入支台

假牙黏著

⬆ 黏著劑固位式植牙假牙。

Q6 如何選擇牙醫診所？

🅐 截至 2019 年 6 月數字，全台共計 5,505 間 7-11 便利超商，而開業牙醫診所數字卻高達 6,628 家，牙醫診所的數目比便利超商還多。

牙醫診所林立，對民眾來說選擇變多，就醫更方便，現下已是患者挑選牙醫的時代。然而，雖然就醫便利，但建議民眾還是不能抱持著像到便利商店買東西的想法，只以「方便」、「輕鬆」為診所的挑選考量，因為這跟醫療品質無關。另外，由於資訊發達，民眾可以盡量選擇適合自己的醫師，而非只詢問價格，畢竟攸關身體健康的事，和比價買電器完全不同。

醫療品質優良的牙醫診所，以牙周專科門診而言，通常具備以下特色：

❶ 主治醫師擁有專科訓練的背景，診所醫師穩定流動率低。

❷ 重視口腔衛生教育，會指導患者刷牙的方法。

❸ 很積極保留保養牙齒。

❹ 治療牙周病以外，也有能力做牙周手術並且有齒列矯正的方案。

❺ 重視牙齒或是植牙周圍牙肉的狀況。

❻ 缺牙修復或是人工植牙都很有經驗，並且重視咬合。

牙周病治療、人工植牙手術複雜專業，勿貪圖便宜尋求密醫。曾有新聞報導：「婦找密醫植牙，13 顆牙齒損壞 11 顆且暴瘦剩 30 公斤」，密醫借牌的新聞更是屢見不鮮。

以植牙方式重建缺牙，需要完整的術前規劃、醫師專業知識和經驗、穩定生物相容性高的人工植牙廠牌、精密的假牙設計，成品才能品質優良。而且植牙的成功率「不是」百分之百，更無法一勞永逸；療程結束只是一個階段，後續還需醫師和患者長期合作，定期的維護與維修保養，才能延長使用的年限。若醫療團隊沒有受過正規的訓練或是

設備不符標準，容易讓患者暴露在感染風險，因此強烈建議不要只用價格作為選擇的考量，應選擇合格的專科牙醫診所進行牙周治療與人工植牙，以免浪費時間又賠上健康！

Q7 如何選擇植牙品牌？

Ⓐ 參考 2007 年的資料，全世界植體系統已超過 350 家。在台灣，植牙的選項也琳瑯滿目，最直接的差別就是價格落差很大。

通常專業植牙醫師會從以下四種角度去評估人工牙根：

❶ **材質**：目前以鈦金屬為主流，也有其他材質如氧化鋯。

❷ **宏觀結構 (macrostructure)**：形狀、螺紋設計、支台體連接方式或其他。

❸ **微觀結構 (microstructure)**：通常指的是表面處理方式、表面粗糙程度或其他。

❹ **是否有嚴謹長期研究與使用報告**：這是價差關鍵之一。高等級植體系統需要投入很高成本研發，從力學測試、動物實驗後才進入小規模人體使用，之後才有辦法累積超過 10 年實證，這是普通級植體無法比擬之處。事實上非常多植體系統的臨床使用報告有限或是缺乏，甚至不堪時間考驗或是其他因素最終停產！因為植牙無法一勞永逸或是終身保固，術後都有可能需要更換零件或是維修，萬一零件停產或廠商消失而無法維修，變成所謂的「植牙孤兒」，付出的代價恐更高。

植牙的廣告非常多，價格落差很大，但無論如何植牙的費用都屬於高價，也需要付出時間成本，患者到底該如何選擇？這裡我提供以下幾點建議：

① 觀察醫師或醫療機構有無關心患者的口腔健康，包括：齲齒要處理，牙周病要控制，提升口腔護理衛教。

② 建議機構要有電腦斷層影像設備：立體 3D 影像仔細分析條件，盡量避開風險較高的區域。

③ 如果可以，要多方詢問：醫院和診所可能會提供不同角度的治療方案。

④ 醫師的專業程度：在醫學中心，植牙療程相關部門有「牙周專科」、「假牙補綴專科」和「口腔外科」；可以了解一下主治醫師有多少成功或成效不佳的案例。

⑤ 價格不是唯一：如果是比較便宜的植牙，可能需要了解人工牙根的來源、品牌歷史、是否有長期使用報告。

Q8 植牙若要補骨，治癒過程會不同嗎？

🄰 人工植牙的結構包含人工牙根、支台體、假牙。接受植牙療程會先植入人工牙根，醫師視植體與骨頭狀況在人工牙根上選擇鎖入「癒合帽 (healing abutment)」或是「封口螺帽 (cover screw)」，治療會分為二種不同階段：

- **一階段治療（採用癒合帽）**：植入牙根後鎖上癒合帽，待 3-6 個月骨整合完成，可以直接在植牙區域處理印模及製作假牙流程。

- **二階段治療（採用封口螺帽）**：在植體比較不穩定、有補骨需求或有其他考量時，醫師會選擇鎖上封口螺帽。待骨整合完成再執行「植體暴露 (surgical exposure)」，更換為癒合帽後再執行製作假牙流程。

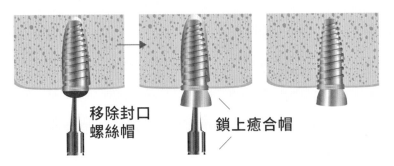

移除封口
螺絲帽　　　鎖上癒合帽

⬆ 人工植牙手術會依植體及補骨需求分為二種階段。

Q9 什麼是數位導航植牙？

Ⓐ 我們知道，智慧型手機幾乎都有數位電子地圖，可以 GPS 定位後自動規劃路線到達某個地方，並且可以即時顯示自己的位置。

最先進的「4D 微創動態導航科技」也在牙科領域提供協助。術前的電腦斷層檔案就好比是一副立體的數位地圖，醫師可以在療程前就先在數位檔案中規劃預計置入植牙的位置；而療程中系統可以即時反映出植牙鑽針的角度、深度、位置，醫師就好像是駕駛一樣，可以仔細監控一切的即時資訊、遠離風險較高的區域，達到計畫目標位置，既精準又安全。

4D 即時動態數位導航有以下優點：

- 即時動態導航植牙技術能減少誤差，精準度比醫師憑經驗手作高三倍，提高手術安全性。
- 降低或避免在植牙區域可能補骨的需求，能夠節省時間、費用、降低疼痛與困擾。
- 特殊條件下，能夠做「微創植牙」或是不翻瓣植牙，減低疼痛並縮短癒合時間。

- 術前規劃可以設計預製臨時假牙修復,節省患者不適與時間。
- 治療彈性較高,術中可以依實際狀況修正治療計劃。
- 減輕執刀醫師的手術壓力。
- 植牙位置若能準確,會讓假牙成效更好,理論上也會改善植牙的成功率。

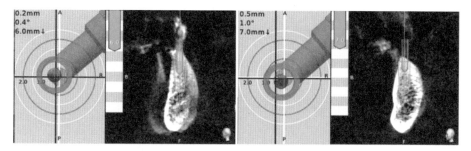

⬆ 透過 4D 微創動態數位導航科技,醫師可監控一切即時資訊。

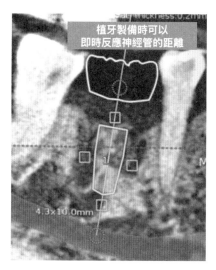

⬆ 數位導航植牙可即時反應植牙鑽針的角度、深度與位置,提高植牙手術安全性。

Q10 植牙會痛嗎？害怕鑽牙聲怎麼辦？

🅰 對牙科有莫名恐懼或因為怕痛而不願意看牙的患者很多，早期牙醫師面對沒辦法配合的患者，只能請患者到醫院接受全身麻醉治療。近年來「舒眠牙醫」興起，利用麻醉技術讓患者在淺眠下治療解決口腔問題，大幅減低患者對治療的恐懼。

事實上，這是「鎮靜麻醉」的範疇，依照患者的焦慮程度與身體狀況，利用標靶控制輸液 (TCI:target controlled infusion) 的方式進行靜脈注射。只是麻醉都有風險，因此要由麻醉專科醫師評估患者是否適合進行鎮靜麻醉且全程監控，也要有完整麻醉和急救設備，才能因應突發狀況，降低風險。

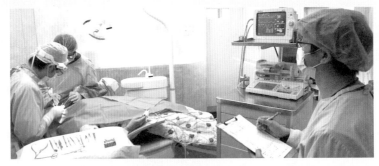

⬆ 舒眠植牙手術透過麻醉使患者在淺眠下進行治療，因此需有麻醉專科醫師在場。

舒眠植牙術後患者短時間就能夠恢復清醒，因藥物有失憶的效果，通常對療程本身不會有印象，所以目前接受 TCI 技術的植牙患者滿意度都很高。（請見 P150，2-10）

Q11 什麼是數位牙科？

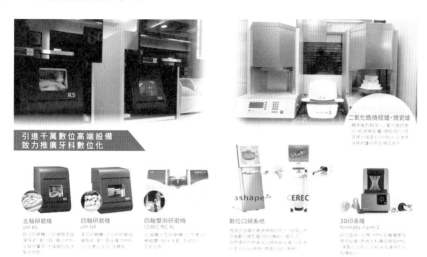

引進千萬數位高端設備
致力推廣牙科數位化

五軸研磨機
vhf K5
四軸研磨機
vhf N4
四軸雙向研磨機
CEREC MC XL
數位口掃系統
3D印表機
formlabs Form 2

⬆ 牙科數位化後，改變了植牙手術的臨床流程。

🅐 牙科數位化的進步使得很多臨床流程得以更新，尤其在植牙假牙的製作上，更可透過 CAD/CAM 的輔助減少治療次數與時間。

- **流程 1.** 高精度數位口掃建模：在牙齒修形後（包括齒雕嵌體、固定假牙或是人工植牙），需要記錄口內狀況。口內掃描機利用高速掃描拍照技術，即能取得口內牙齒 3D 數位模型檔與咬合記錄，不必忍受傳統印模材的異物感與不適。

- **流程 2.** 電腦輔助設計（CAD, Computer aided design）：數位牙技師收取掃描後的影像檔案，可在電腦上直接設計修復體或是假牙。利用電子檔案傳輸的方式可以節省傳統寄件的工作天數。

- **流程 3.** 電腦輔助製作（CAM, Computer aided manufacturing）：

依照 CAD 設計把修復體或假牙的數位檔案傳輸至研磨機，利用 3D 列印技術製作。牙技師再進行精細修飾牙形、打亮拋光及上釉染色等後製工作。這樣可能在當診或當日就進行試戴與黏著，減少整體治療的次數或時間。

Q12 立即植牙是什麼？我適合這樣的流程嗎？

Ⓐ 立即植牙指的是一次手術中完成拔牙和植牙的流程。也就是在拔牙之後，直接在缺牙處、拔牙窩植入人工牙根。它的好處是可以減少手術次數，和縮短療程時間。

學理上，植牙的時機可以分成四類：

- 第一類：立即植牙，拔牙和植牙一次完成。
- 第二類：早期植牙，拔牙後待 4-8 週，等軟組織癒合再植牙。
- 第三類：早期植牙，拔牙後待 12-16 週，等骨頭部分癒合後再植牙。
- 第四類：延遲植牙，拔牙後超過 6 個月，等骨頭完全癒合後再植牙。

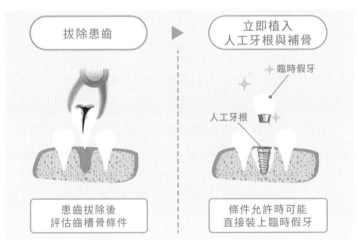

立即植牙指的就是第一類。能否做立即植牙的首要因素是：在拔牙窩洞周圍要有足夠齒槽骨，植體才有辦法穩定植入。

在文獻上通常比較被認同、適合立即植牙的情況包含牙根斷裂、無根尖病變或感染情況待拔除的牙齒、牙根吸收、或其他適合的狀況。如果是牙周病發炎感染或有根尖病變、囊腫的牙齒，則需要植牙醫師仔細的評估是不是適合。雖然也有成功的案例報告，但以我個人的治療方式，比較不會在這樣的環境立即植牙，主因是有時術後恢復的情況較不容易預期。

依照文獻的說明，如果骨頭條件較差或牙齦較薄，不建議立即植牙，因為美觀相關風險會比較高。原因是通常牙齒拔除後，牙齦和齒槽骨都會萎縮，萬一頰側原本就有大的骨缺損或薄型牙齦，日後比較容易有植體金屬露出，影響外觀的狀況，進一步甚至可能會產生植體周圍炎，影響植牙的維護和壽命。

相較於西方人，亞洲或東方人薄牙齦的人口率較高，因此無論立即植牙後或是拔牙後發生牙齦萎縮的風險率也比較高。此外，前述第三類或是第四類的植牙時機，齒槽骨也會因為缺牙而萎縮，影響未來植牙的條件。

因此，我會建議患者拔牙前審慎評估未來缺牙重建的相關規劃。如果是不太適合採取立即植牙者，或是可能因齒槽骨條件不佳導致植牙困難者，我會建議在軟組織恢復後，齒槽骨再生能力還沒變差的時機（通常是拔牙後 4-8 週內），先以「引導骨再生手術」的概念進行「骨脊保存術」，創造出利於植牙的環境。確定有比較穩固的齒槽骨地基以後，再接受下一階段的植牙手術。

　　人工植牙就是將人工牙根（也就是植體）植入口腔的齒槽骨中，就像牙齒的根部，待植體與齒槽骨緊密結合後，在牙根上安裝假牙。因為有牙根的固定，植牙患者可以恢復大部分的咀嚼功能。

　　人工牙根通常是由鈦金屬或鈦合金構成；表面會經過特殊處理，可能是噴砂、酸蝕或是塗布一些生物材料，這樣可以增加表面粗糙的程度，讓骨頭組織與其接觸面積增加，提高和骨頭的接觸比例。

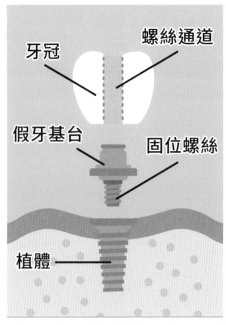

　　⬆ 人工植牙指的是將人工牙根植入齒槽骨，並在人工牙根上安裝假牙。

植牙流程與步驟相當複雜，可簡單大致分為「手術執行」與「假牙製作」二大方向：

❶ **手術執行**：手術過程包含依需求翻開牙肉，鑽孔後再將人工牙根植入骨頭內。經過一定時間的癒合，植體會與齒槽骨產生「骨整合」（osseointergration），在齒槽骨提供足夠的支撐力可負擔咬合後，再進行假牙修復。

❷ **假牙製作**：傳統是利用植牙專用的印模套件，印模後由牙技師製作假牙。現在大部分是透過數位口內掃描機取得口內 3D 模型，交由牙技團隊結合數位技術，製作出固定於人工牙根上的假牙牙冠。

5-5
植牙前分析骨頭條件

　　牙科的電腦斷層（Computed Tomography）技術進步很快，在根管治療、齒顎矯正、口腔外科都能應用，在植牙方面也是醫師不可或缺的診斷工具。在人工植牙手術上，它可以協助醫師做以下評估：

❶ **評估預計植牙處的骨質與骨量**：骨頭常因缺牙後萎縮，並且可能缺牙過久導致骨頭高度或寬度不足，此時，可評估上顎以鼻竇增高術或是其他區域以引導骨再生的方式來增加骨量，改善植牙的條件，提升成功率。

❷ **評估手術的安全性與風險**：通常上顎會看鼻竇的距離與鼻竇的內部狀況，下顎會看下齒槽神經管走向及其他可能風險區。必要時，會設計手術導板或利用導航技術避開傷害相關神經血管，以免造成後遺症。

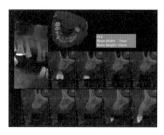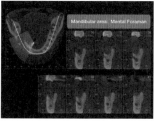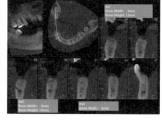

↑ 電腦斷層影像分析。

5-6
植牙手術不是零風險

　　利用人工植牙修復缺牙，已是常見的牙科治療方式。確實人工植牙的成功率不低，文獻顯示平均約有 85%-95%，但我們在門診上還是常遇到患者在外院植牙的位置產生「植體周圍炎」，或者產生併發症而前來尋求解決之道，只是這種情況大多為時已晚，能處理改善的機會不大。

　　植牙是一種手術，在療程中不乏遇到發生併發症甚至失敗的情況，有的需要花更久的時間重新來過，嚴重者甚至有神經麻痺或大出血的可能。在牙醫界，一直被列為警惕的案例是 2007 年日本東京的醫師為患者植牙時，不慎傷及血管造成呼吸道阻塞窒息，導致危及生命的案例。

　　不過現在的醫療設備與技術進步不少，上述的植牙失敗案件已經可以避免。在比較費用、植體廠牌之外，其實有更多需要留意的細節。對於**如何避免植牙併發症或後遺症，我們應該要在接受療程前就認真比較跟選擇。**

　　在數位系統引進之前，早期在診斷與設計牙科修復藍圖時，會印製參考模型並在模型上設計植牙手術導引板（surgical stent）後製作，配戴手術導板拍攝 X 光片或斷層影像再評估骨頭條件，以傳統方式評估分析與治療計畫設定的時間會比較耗時。

　　在數位牙科技術引進後，可以用專屬軟體將口內掃描數位檔案和電腦斷層檔案疊合，在電腦上直接規劃理想位置，並且按照骨頭條件做微調。規劃完成後，可依照醫師選擇或患者條件使用「固定式手術導板」或「植牙導航系統」來執行植牙術式，無論在設計或規劃面都比傳統方式更有效率彈性。

日本新聞連結

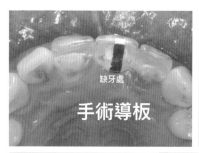

缺牙處

手術導板

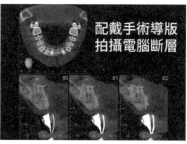

配戴手術導版
拍攝電腦斷層

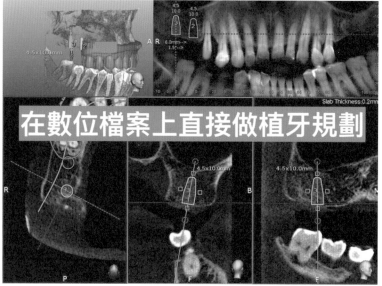

在數位檔案上直接做植牙規劃

5-7
什麼是數位植牙？

　　數位植牙是指利用數位化的硬體、軟體，將植牙療程中可能的誤差控制在更小範圍，降低植牙失敗率與可能後遺症。數位植牙療程包含：數位化口內掃描、植牙治療規劃、植體植入手術（包含「數位導航植牙」與「數位導板植牙」二種流程）、數位化假牙製作，均是透過數位科技的輔助完成。

🦷 數位植牙療程與降低失敗率的關鍵因素

　　數位植牙如何才能安全、準確又有效率？我認為有以下幾個要素：完整清晰的 3D 立體電腦斷層影像、數位化齒列掃描儀器，功能完整的手術規劃軟體或植牙導航儀器，當然，執行療程的醫師專業度也是非常重要。

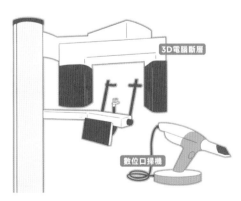

⬆ 數位植牙要素：3D 電腦斷層掃描與數位口掃機，可在植牙前取得完整口腔資訊。

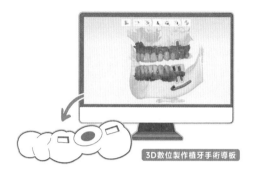

3D數位製作植牙手術導板

↑ 數位植牙要素：完整的數位植牙規劃軟體、數位製作手術導板。

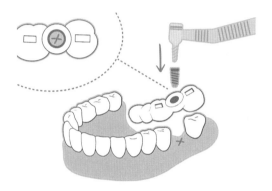

↑ 數位植牙要素：植體植入使用數位手術導板，精準引導植牙位置。

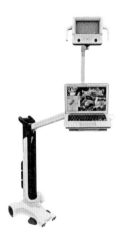

↑ 數位植牙要素：大範圍缺牙建議使用 4D 動態植牙導航儀器。（圖為 Navident 安適準導航植牙設備）

以下整理出數位植牙療程的四個步驟，詳細說明什麼是「數位植牙」、「導航植牙」，以及電腦軟體結合高科技應用在植牙診斷、手術、假牙製作的完整流程。

步驟一：取得完整清晰的全口數位模型

每個植牙案例都必須有完整清晰的 3D 電腦斷層影像。手術醫師可以初步檢查出齒槽骨的寬度、高度等和植牙相關的條件。更重要的是，可以判讀出植牙的高風險區域，例如上顎竇的位置和下齒槽神經的走向，這些都是平面式X光片無法呈現，攸關植牙安全。

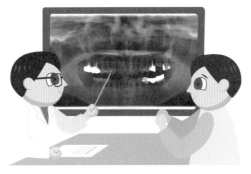

⬆ 平面式全口 X 光片能檢查牙齒狀況，發現可能存在於口腔內的問題。

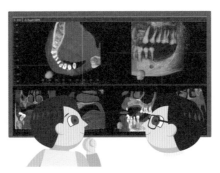

⬆ 3D 電腦斷層影像則能從各角度仔細評估患者齒槽骨的條件。

此外，我會使用丹麥 3shape 口內掃描儀替患者製作出數位全口虛擬模型，必要時也會需要患者面部的檔案。除了將患者的上下顎齒列記錄到電腦中，全口虛擬模型也重現了口內咬合的狀況，可以依照患者個別的條件，在檔案中設計缺牙處該如何重建。

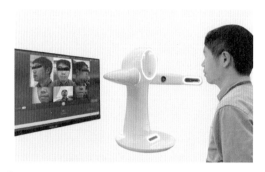

⬆ 使用立體面部掃描儀取得臉部外觀記錄。

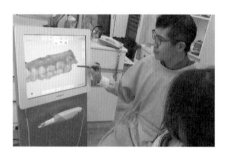

⬆ 利用 3shape 掃描出全口虛擬模型，精準呈現出口腔內部狀況。

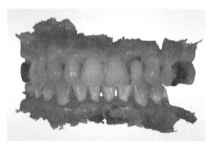

⬆ 將數位全口虛擬模型記錄到電腦中，讓醫師可依咬合狀況來設計缺牙重建計劃。

🦷 步驟二：使用專業軟體進行植牙療程規劃

以上資訊收集完後，我們就能把檔案輸入到植牙治療計畫的設計軟體中，把 3D 電腦斷層檔案和口內掃描檔案重疊整合在一起。在整合後的電腦檔案中，模擬出符合患者最佳美觀、咬合的假牙（數位排牙）。

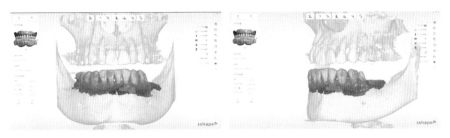

⬆ 將口內掃描檔和 3D 電腦斷層影像組合在一起。

在電腦中利用口內掃描檔案設計假牙後，繼續在電腦斷層下去分析假牙底下齒槽骨的條件，並且置入虛擬的人工牙根，進而就能準確預測齒槽骨的狀況。在術前完整地診斷與擬定計畫，設定好植牙的目標位置，醫師更能夠掌控全局，大幅降低手術中任何可能的意外情況，這是在傳統徒手植牙所難以匹敵的。

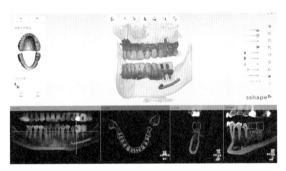

⬆ 在軟體中先標出植牙風險區（例如：下顎的下齒槽神經、上顎鼻竇），排出虛擬的假牙和置入虛擬人工牙根，就好像在電腦中預先執行植牙手術的概念。

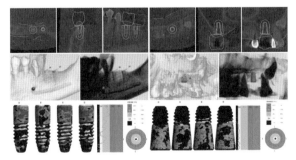

⬆ 有強大的軟體功能和完整的資料庫，醫師可以決定植牙的廠牌、設定安全距離的寬度，電腦還可以計算預估植體周圍齒槽骨的硬度供醫師參考。

🦷 步驟三：數位輔助置入植體：數位導航植牙 v.s. 數位 導板植牙

在實際植牙手術執行方面，「數位導航植牙」與「數位導板植牙」是兩種不同的輔助流程，但置入人工植體的目標位置是一樣的。我們可以把 3D 立體電腦斷層比擬為地圖，最佳植牙位置就好像我們在設定目的地。

數位導航植牙的方式像是在開車，機器的兩個鏡頭如同人造衛星般，可以即時判讀出鑽針的位置，醫師能從螢幕中看到鑽針在骨內的位置、深度、角度，隨時視情況調整，盡量達到植牙的目標位置。

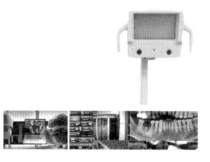

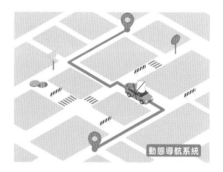

⬆ 在植牙手術中利用「4D 動態植牙導航系統」可精準定位植體位置。

⬆ 動態植牙導航流程就如同駕駛汽車般，醫師可即時監控資訊、避免高風險區域，達到植牙目標位置，既精準又安全。

而**數位手術導板植牙**則會像是已經事先鋪設完的鐵路，醫師的手術鑽針會直接被導板限制住方向，直接導至植牙的目標位置。

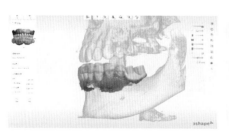

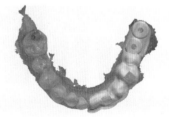

⬆ 利用電腦進行數位導板的設計與輸出。

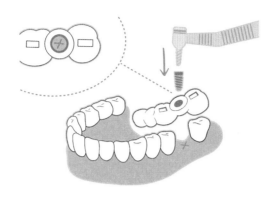

⬆ 數位導板在電腦軟體設計完成輸出後，可以直接戴入口內執行植牙手術。

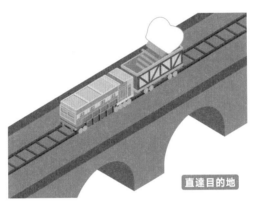

直達目的地

⬆ 數位導板植牙流程如同走在事先鋪設好的鐵路上，直接導引至目標植牙位置。

　　上述兩種方式都能在術前就規劃好植牙的最佳位置，可以縮小手術的區域和範圍，達到微創的效果。兩種方式我都有在使用；通常在局部植牙的案例，我會推薦採用數位手術導板的方式輔助，主因是投資時間在術前的規劃，鑽針在術中幾乎不用改角度，大幅縮短實際的手術時間，除了減輕患者術後不適以外，理論上恢復的時間也會更快。而當有大範圍缺牙時，導板在口內可能會不穩定影響準確度，此時我會建議以數位導航植牙輔助。

數位植牙優點一：降低植牙失敗率達 3 倍

數位化植牙和傳統徒手植牙相比，數位化植牙準確度提高，也降低植牙失敗率。在 2019 年歐洲的研究指出，如果是用徒手的方式，植牙角度的偏差平均大約會是 10 度左右。但如果有數位化導引輔助的話，植牙角度的偏差平均會降到 2 度左右。值得一提的是，這個研究是在體外實驗的，實際在口內操作時，眼睛會有視覺上的死角，同時有舌頭、口水各種因素干擾，可以預期徒手植牙方式偏差的程度可能會更高。

另一則在 2021 年發表的國際期刊中，分析數位化植牙輔助與植牙失敗率的關聯，發現植牙成功率平均雖然都有 90% 以上，但其中徒手植牙的失敗率為 6.42%，使用數位化植牙輔助設備後失敗率降為 2.25%，兩者之間的差異接近 3 倍！因此獲得數位植牙是應被推薦的結論。

數位植牙優點二：植牙體驗舒適、快速

經過數位化植牙輔助執行植牙手術，等待人工牙根達到骨整合後，就會進入到製作假牙的流程。數位口腔掃描方式已經有足夠的精準度，能取代傳統印模，讓患者不必忍受印模時的不適感。咬合記錄的取得也由電腦輔助判讀，可以減少醫師和牙技師在對合模型的誤差。

數位口腔掃描	VS	傳統印模製作
掃描速度快、舒適且時間短	舒適度	容易因異物感入口而作嘔
全數位掃描降低誤差	精準度	人工製模誤差高
掃描快速、即時呈現	效率	傳統印模耗時費力
可以現場調整立即修正	便利性	來回技工時間耗時
3-5分鐘	取模速度	15-30分鐘

⬆ 數位口腔掃描有精準、快速、舒適等優點，已取代傳統印模製作方式。

以製作右下第一、第二大臼齒假牙圖為例，圖示為掃瞄完下顎、上顎、咬合記錄，還有掃描植體的位置。

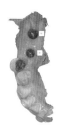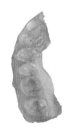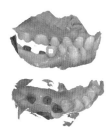

⬆ 採數位口腔掃描取得右側上、下顎與植體位置的口腔模型。

⬆ 採數位口腔掃描取得右側咬合與植體位置的口腔模型。

🦷 步驟四：數位化假牙設計與製作

牙技師也是使用軟體輸入相關的檔案後，在電腦上設計、傳輸至可以接受數位化資料的機器製作假牙。製作完的半成品經過牙技師的後製，接下來就可以試戴安裝了。

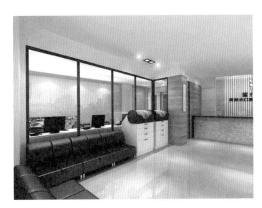

⬆ 牙技師接收到數位檔案後，經過軟體設計、機器輸出即可試戴與安裝假牙。（照片提供／當代牙醫）

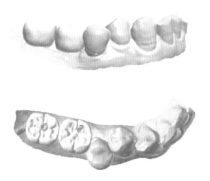

⬆ 完成右下第一、第二大臼齒的假牙設計。

　　早期假牙多是以化學黏膠黏著，假牙邊緣若在牙齦深處時，多餘的殘膠清潔不易，會刺激牙齦產生發炎，提高植體周圍炎的機率。而數位植牙事先已經規劃好假牙和植體的位置以及假牙設計，大部分植牙會採取螺絲固位式的設計，避免黏著式植牙假牙的缺點。

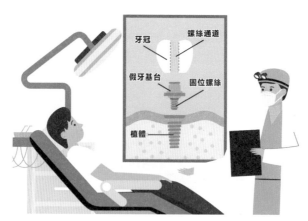

⬆ 數位植牙流程採「螺絲固位式」的假牙設計，可避免傳統黏著式假牙造成牙齦發炎、降低植體周圍炎的發生率。

🦷 數位植牙安全的關鍵：軟硬體缺一不可

任何的療程執行都一定會存在誤差，包括植牙。在流程中，每個環節包含機器都有無可避免的誤差存在，更何況操作機器者是人為這個因素。植牙的品質要高、療程要安全、準確減低誤差，硬體（3D 電腦斷層設備、口內掃描機、3D 列印假牙製作機器）、軟體（專業的醫師、牙技師團隊、功能強大的電腦設計程式）等都必須面面俱到。

植牙療程已經進入數位化的時代，善用高科技的硬體和軟體數位化輔助，能夠把誤差控制在更小的範圍，有助於減少植牙併發症和失敗率，同時增加植牙的安全性。

植牙和建築一樣，先有設計圖再開始施工，且要考慮地基穩不穩固。通常我們會在植牙前先設計好咬合關係和假牙排列位置，再根據藍圖來選擇植牙的數量和位置。

當地基不足時，我們就需要想辦法穩固地基。植牙補骨指的就是要把預計植牙處的齒槽骨增寬或增高，目前我的作法常常是**採用「引導骨再生手術」，也就是俗稱的「補骨粉」方式，改善植牙處的骨質與骨量。**

理想上人工牙根需要被齒槽骨包圍，通常周圍骨寬度至少要有 1 – 2 毫米，才不易在裝戴假牙後有持續骨頭流失或是造成植牙維護困難等後遺症。

而研究顯示，當牙齒缺失之後，原本包圍在自然牙周圍的齒槽骨就會開始萎縮。骨寬度在拔牙後一年左右會減少 50%（12 毫米至 5.9 毫米），其中的三分之二會在剛拔除的 3 個月發生。

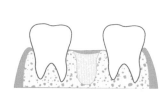
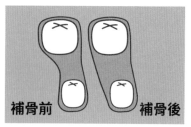

補骨前　　　　　　補骨後

由於牙周病或其他原因缺牙之後牙床骨頭會萎縮，因此齒槽骨寬度、高度變差，常會造成在設計的植體位置發生骨頭不足或植體表面露出的狀況，而「補骨」就成為植牙療程前或植牙療程中必須採取的步驟。

引導骨再生手術是各種補骨技術的其中一種方式，執行在骨頭不足的區域。而骨粉與再生膜是兩種植牙補骨的常見材料：

❶ **骨粉**：本身並不會變成自體骨，其目的是充填後提供未來自體骨生長的空間與支架。

❷ **再生膜**：骨頭生長的速度較慢，我們要避免表皮或其他不需要的組織長到希望骨頭生長之處，因此覆蓋再生膜阻擋保護補骨區。

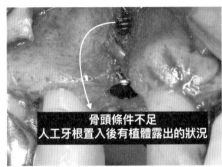

骨頭條件不足
人工牙根置入後有植體露出的狀況

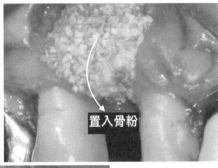

置入骨粉

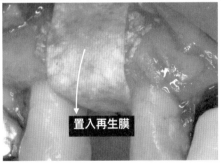

置入再生膜

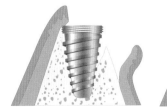

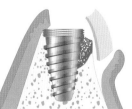

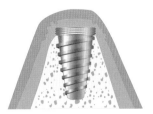

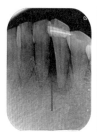 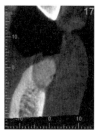 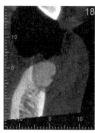 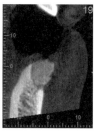 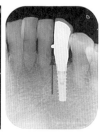

⬆ （左）牙周病無救牙待拔牙，鄰牙的牙周齒槽骨也有明顯流失。（中）經拔牙補骨後準備植牙前所拍的電腦斷層。（右）植牙後的 X 光片，發現鄰牙的齒槽骨也恢復回來。

　　上述是因牙周病無救牙拔除後，先進行引導骨再生手術後成功植牙的案例。可以發現到鄰牙也獲得牙周再生的效果。

　　以我的經驗來看，對患者而言其實補骨並不輕鬆，腫痛的程度大部分是比植牙手術還要更不舒服的。但經過這個療程關卡，地基打穩，植牙手術反而會輕鬆很多。在補骨後相關的注意事項如下：

　　手術區域牙齒會有明顯的敏感症狀，通常在數週後會改善。若有微量骨粉脫落和輕微滲血為正常現象，請不用太擔心。但若手術區有化膿、惡臭、大量骨粉掉出或發燒，請盡速聯繫醫師檢查。

❶ 術後兩天會有明顯瘀青腫脹，屬於正常狀況，請依照醫師指示按時服藥。

❷ 可冰敷傷口外側皮膚，以減少腫脹及疼痛。（方式：冰敷 10 分鐘、休息 5 分鐘，反覆施行至臨睡前）

❸ 術後 1 至 3 天因傷口會微微滲血，口水帶血絲及血味為正常現象，勿舔或吸吮傷口、避免頻繁漱口與吐口水、避免熱燙或刺激性食物（例如：硬食、酒、咖啡、汽水……），以「溫」的流質食物為主。暫時勿用手術區域咬合進食。

❹ 手術後第 3 天起可溫熱敷以改善腫脹狀況，術後 4 至 7 天時會逐漸消退。

❺ 禁止抽菸，術後 7 至 14 天需回診拆線。

5-9
鼻竇增高術：上顎後牙區植牙補骨法

在評估人工植牙時，針對不同的缺牙位置，可能會遇到不一樣的治療條件或限制。在這章節我會針對上顎後牙植牙，從評估、治療方式以及各種方式的上顎植牙成功率做完整說明。

當植牙手術的位置在上顎後牙區時，風險會較高，因為骨質與骨量的關係，此區的植牙成功率一般而言相對比較低。

骨質

上顎區的骨質通常比較疏鬆，甚至有些情況只有薄薄的皮質骨，內部幾乎是空心的。這樣植體在置入時會很不容易達到初期穩定度，因此成功骨整合的預期性就會比較低。

骨量

上顎植牙經常遇到高度的問題，如果鼻竇（上顎竇）的位置較低，就會限制人工牙根的長度。

需要進行上顎植牙的患者，可能會聽過需要做「鼻竇增高術」或「上顎竇增高術」，但您知道什麼是「鼻竇」或「上顎竇」嗎？它是這個區域植牙時常會面臨到的構造，號稱上顎後牙區植牙地雷，一定要小心謹慎地評估與執行。「口腔」和「鼻竇」之間骨頭的高度，常常決定手術是單純或是需要多做補骨的流程。

口腔和上顎竇的相對位置關係像是樓下與樓上。口腔是樓下，而上顎竇是樓上，樓層之間的天花板和地板就是牙床骨的厚度。醫師們在進行上顎植牙時就像從天花板往上鑽，如果高度距離不夠時，我們會想辦法把樓上地板墊高，這就是上顎竇增高手術的概念。

「鼻竇墊高術」、「鼻竇提升術」、「鼻竇增高術」指的其實都是同一個手術流程。一般而言，依照骨頭的條件醫師會有兩種主要做法：

❶ **外部鼻竇增高**：側方開窗術（lateral window technique），通常骨頭高度很低、很薄時，會進行此術式，補骨和植牙手術可能分兩階段或是同時進行。

❷ **內部鼻竇提升**：植牙孔處鼻竇增高術（crestal technique），適用骨頭高度略差的狀況，通常補骨和植牙手術同次完成。

接下來會介紹這兩種植牙鼻竇增高術的風險、優缺點跟成功率。

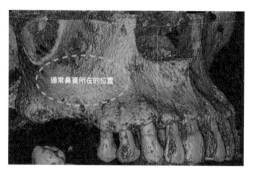

通常鼻竇所在的位置

⬆ 上顎骨立體圖：鼻竇腔位於上顎骨頭內部（右上第一、第二大臼齒缺牙）。

對於植牙手術來說，依照 Nunes 在 2013 年的文獻顯示，大部分在上顎後牙區域骨脊寬度幾乎都可以植入寬度 4mm 以上的植體（implant），主要的問題通常是在骨脊的高度不足。根據統計，在第一大臼齒的缺牙區骨脊高

度，有 88.2% 小於 8mm，55% 小於 5mm。

植牙遇到骨頭高度不足（reduced ridge height）問題時，我們通常會從下列三種方案中擇一來提升上顎植牙成功率：

❶ 採用短植體。

❷ 內部鼻竇增高術：從修骨植牙的地方執行鼻竇補骨。

❸ 外部鼻竇增高術：在植牙以外的位置執行鼻竇補骨，最常見的就是側方開窗術（lateral window technique）。

而在決定採用何種術式之前，要先有完整的臨床檢查和放射線檢查（3D 電腦斷層檢查），這點非常重要。如此才能夠依照患者的條件選擇方案，提高上顎植牙的成功率，同時避免手術併發症。

通常在此區域，植牙醫師必須要考量到的因素至少會包含以下幾點：

❶ 植牙區相鄰牙的條件。

❷ 骨脊的高度與寬度、骨密度。

❸ 鼻竇的範圍、有沒有竇中隔（septum）。

❹ 鼻竇膜的厚度、是否有顯示鼻竇炎或是其他病變。

以下列舉的影像就屬於困難的上顎植牙案例：

❶ 鼻竇內部結構複雜，並且骨脊高度不足，不容易達成植體的穩定度，直接從植牙處補骨達到鼻竇提升是很困難的。

❷ 側邊的骨頭很厚，不容易進行側窗的骨修整步驟，並且竇中隔（septum）的走向複雜。因此這個案例開側窗的難度也很高。

和患者討論後，決定先採用直接植牙補骨的術式，執行時若有必要可能需開側窗提高鼻竇。幸好過程順利，置入骨粉後，再置放寬度 4.5 毫米、長度 8 毫米的植體。雖然術前骨脊高度僅 3 毫米，但患者骨密度足夠，我們還是可以達到足夠的穩定度，一階段就完成植牙手術。

　　由電腦斷層影像可以發現，患者骨頭高度不足，並且鼻竇腔內部不規則，手術難度較高。採用內部鼻竇增高術後，可以看到「圓頂形」（dome shaped）的影像。

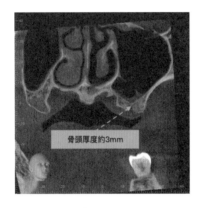

⬆ 術前電腦斷層影像顯示骨頭高度不足，僅約 3mm。

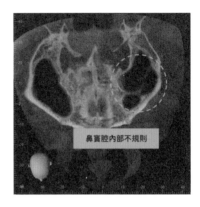

⬆ 鼻竇腔內部構造複雜，增加鼻竇補骨的困難度。

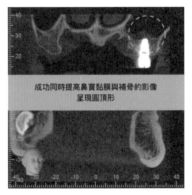

⬆ 採內部鼻竇增高術，成功完成補骨與植體置入。

植牙手術方案一：使用短植體

　　植牙採用短植體，好處是可以減少手術的複雜度、傷口較小、治療時間與費用都比較少。雖然在早期的研究中，短植體似乎成功率還算不錯，但是我們必須要注意植牙假牙的設計是單顆受力、或與其他植體相連。研究顯示，單顆植牙的植牙存活率比較低，因此，在咬合力較重、有磨牙習慣時，短植體（6mm以下）的選擇可能就不太適合。

短植體植牙術後五年存活率研究數據

作者／年份	追蹤（月）	植體長度	植體是否相連（splinted）	患者人數	植牙顆數	存活率
Felice 2014	60	6.6mm	是	30	60	93.7 %
Rossi 2016	60	6mm	否	30	30	86.7 %

植牙手術方案二：內部鼻竇增高術

　　內部鼻竇增高術最早即所謂的「骨鑿撐高技術（osteotome technique）」，在 1986 年由 Tatum 提出，1994 年 Summers 器械改良，後續並有多位學者改良手術步驟，現以合併鑽針及骨鑿為主流術式。

　　通常在鼻竇底部較平坦，且骨脊寬度高度足夠提供初期穩定度（primary stability）的情況下，才適合執行內部鼻竇增高術。我們大部分會採用同時置入植體的方式執行（simultaneous approach），優點是手術範圍比較保守、腫痛較少、傷口癒合快；缺點是執行時完全憑醫師的經驗和手感，多顆植牙手術會較為費時。

若採用此術式，可以將鼻竇提升大約 3–5mm，因此我們可以在大部分骨脊高度約 5–8mm 左右的案例上利用此方式提升鼻竇。

研究顯示，採用骨鑿撐高技術（osteotome technique）在術後 5 年左右，植體存活率大約是 94.8% 到 94.9%。

內部鼻竇增高術 / 骨鑿撐高技術（osteotome technique）
術後 5 年植體存活率研究數據

作者 / 年份	追蹤 （月）	植入方式	移植骨	患者人數	植牙顆數	存活率
Ferrigno 2006	12-144 （平均60）	同時	AB+DBBM	323	588	94.8 %
Soardi 2013	60	同時	DBBM/DFDBA	538	376	94.9 %

原始的內部鼻竇增高術流程需要使用特殊器械，用敲擊的方式把鼻竇提高，這會使患者產生不適感，且醫師也沒有辦法清楚看到鼻竇膜，因此手術醫師的手感和經驗就非常重要。後來也有不少改良方式來減少鼻竇增高術的不適或併發症。

骨材質介紹

- DBBM：deproteinized bovine bone mineral（去蛋白牛骨）
- AB：autologous bone（自體骨）
- DFDBA：demineralized freeze dried bone allograft（脫鈣冷凍乾燥異體移植骨）

內部鼻竇增高術步驟

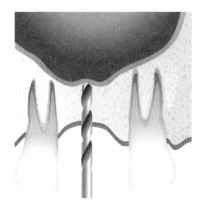

❶ 在預計植牙處先修骨到接近鼻竇底部。

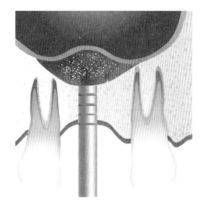

❷ 利用器械把骨粉敲入預計補骨處。

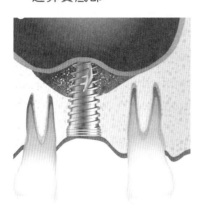

❸ 置入植體。

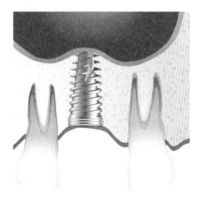

❹補骨處生長出新骨。

水壓式鼻竇增高術

　　水壓式鼻竇增高術是我們常會聽到的一種術式，其他如利用氣球擴張術、超音波骨刀、特殊設計的植牙鑽針，原理都是利用水的壓力平均地把鼻竇膜撐開後提高，減少鼻竇黏膜破裂的機會。

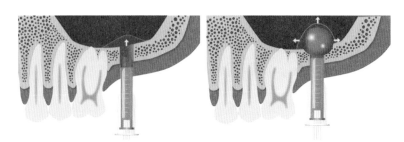

⬆ 內部鼻竇增高術（氣球水壓式）：注水到氣球內，利用水壓力把鼻竇黏膜撐高。

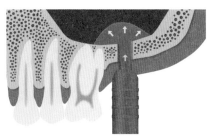

⬆ 內部鼻竇增高術（直接注水式）：利用特殊設計的工具注水到鼻竇腔內，利用水壓力把鼻竇黏膜撐高。

PRF 水雷射輔助水壓鼻竇增高術

　　針對內部鼻竇增高術，我通常採用複合式的流程「PRF 水雷射輔助水壓鼻竇增高術」施行。

❶ 由自體血液所離心而成的 PRF（platelet rich fibrin）是柔軟凝塊狀的，非常適合利用來當作植牙器械與鼻竇膜的緩衝，避免鼻竇膜破裂。PRF

是富含血小板的血漿（platelet-rich plasma），它利用血小板的特性局部釋放出生長因子，能促進血管增生、組織再生和修復。重要的是因為它來自自己體內，放在鼻竇腔內部不會有排斥或感染問題。

❷ 搭配屬於表淺型雷射—水雷射有不易影響深層組織的特色，加上超音波骨刀（piezoelectric instrument）與鼻竇手術專用的鑽頭有切割準確、預防骨頭過熱、減少出血、不易傷害軟組織等特性，因此能減少敲擊以提高患者接受度，也可以有效避免鼻竇黏膜破裂，達到微創鼻竇膜效果。切割組織同時注水，提供水壓把鼻竇膜增高。

❸ 將鼻竇膜增高之後再置入人工骨粉，最後放入植體。

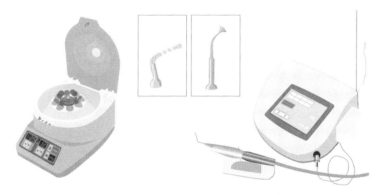

⬆ 用 PRF 離心機（左）、超音波骨刀與鼻竇手術專用的鑽頭（右）進行內部鼻竇增高術，能有效避免鼻竇膜破裂。

內部鼻竇增高術案例一

50 歲男性患者因為嚴重牙周病拔牙後，預備以人工植牙修復缺牙。術前拍攝電腦斷層評估條件，發現骨脊寬度足夠超過 1 公分，高度約為 5mm。計畫術式為「內部鼻竇增高術」，同時放入骨粉與植體。植體放入時很穩定，因此採用一階段式完成，並且在半年後執行假牙贗復流程。

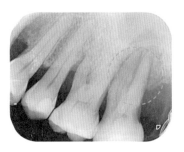
⬆ 需拔除的嚴重牙周病患齒 X 光照。

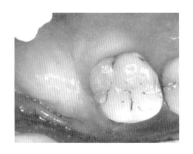
⬆ 牙齒拔除後約 3 個月，預備評估植牙療程。

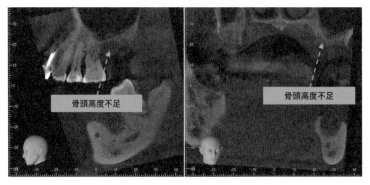
⬆ 術前電腦斷層影像可見到骨頭寬度足夠，但高度不足，需要進行鼻竇增高術補骨植牙。

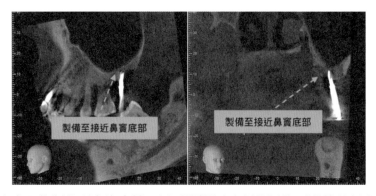
⬆ 手術中小心的製備到鼻竇底端，用電腦斷層確認位置後再開始執行內部鼻竇增高流程。

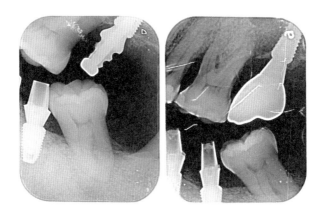

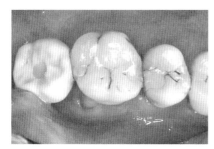
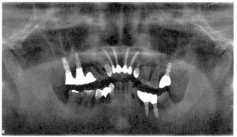

⬆ 鼻竇增高術補骨植牙半年後，完成假牙製作。

內部鼻竇增高術案例二

　　50 多歲男性患者在 2015 年時因為右上第一大臼齒嚴重牙周病導致拔牙，4 個月過後開始進行上顎植牙修復流程。術前評估發現骨脊高度約 8 毫米，寬度約 7 毫米，預計植牙時以「內部鼻竇增高術」同時放入骨粉與植體。

　　執行鼻竇增高術同時，我置入寬度 4.0 毫米，長度 10 毫米的人工牙根；因為植體很穩定，所以採用一階段式完成，5 個月之後進行假牙贗復流程。後來在植牙 4 年和 6 年後的環口式 X 光片追蹤中，可以明顯看到植體的根尖處有新骨生成。

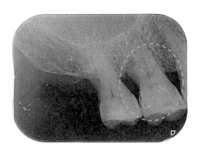

⤊ 需拔除的嚴重牙周病患齒。

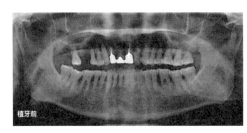
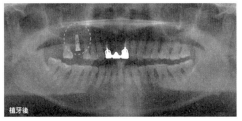

⤊ 植牙手術前後的環口式 X 光片，可以看到植體底端的圓頂形鼻竇提升影像。

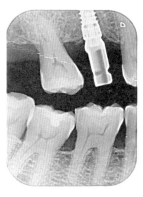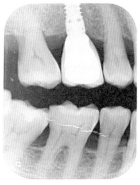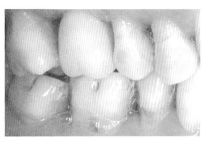

⬆ 內部鼻竇增高術補骨植牙 5 個月後，進行植牙假牙製作與安裝，完成右上第一大臼齒植牙。

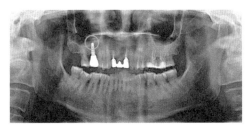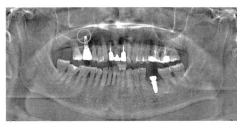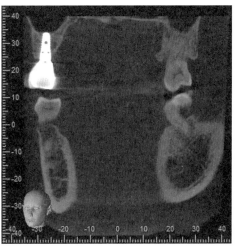

⬆ 內部鼻竇增高術補骨植牙後長期追蹤，從左圖的環口 X 光片和右圖 3D 電腦斷層可以發現新骨生成。

外部鼻竇增高術

我們最常採用的外部鼻竇增高術是「側方開窗術（lateral window technique）」，由 Boyne 和 James 在 1980 年所提出。側方開窗術的流程是從上顎側壁開窗，然後撥開內壁黏膜，置放移植骨後縫合。它的優點是視野會比較好，適用於鼻竇內部結構比較複雜的患者，缺點是術後不適或腫脹會比較明顯。

此手術原則多年來沒有變動，比較大的進步在於：

❶ 手術器械採用超音波骨刀（piezoelectric instrument），可以明顯減少鼻竇膜破裂的風險。以下這些優點，也大幅提升了手術的安全性：
　• 只切硬組織不易傷害黏膜，骨質恢復比較好。
　• 骨頭切線較窄，僅約 1mm，能犧牲較少骨質。
❷ 植體表面從光滑面（machined surface）進展為粗糙面（rough surface），可以提升植牙的存活率（survival rate），因此現今的植體幾乎都是粗糙表面。

外部鼻竇增高術可能是同時置入植體或採階段式（simultaneous or staged approach）進行。站在患者的角度，我們會盡量採用手術同時置入植體，因為這樣可以減少手術的次數與整體療程時間。最重要的決定因素是手術醫師能否達到植體的初期穩定度（primart stablity），骨脊高度足夠或是骨密度較高時，較有機會達成。

通常術前評估時，最少約需要 4mm-5mm 以上的骨脊高度，我們較常預期有機會採同時植入植體的方式。

另一個因素則是和植體的巨觀結構（macrostructure）有關。錐狀（taper implant）、寬度（diameter）足夠且螺紋深的植體，會比較能達到初期穩定度；另外關於微觀結構（microstructure）的設計前文已有提到，近年的研究顯示，

採用側方開窗術這種方式進行的鼻竇增高術，在術後 5 年左右植體存活率大約是 93.3% 到 98.8%。

側方開窗術（lateral window technique）術後 5 年植體存活率研究數據

作者 / 年份	追蹤 （月）	植入方式	移植骨	患者人數	植牙顆數	存活率
Beretta 2015	3-186	階段式	AB+DBBM	218	589	98.8 %
Zinser 2013	最長 168	同時 / 階段式	AB, Allogenic,DBBM	224	1045	93.3 %

外部鼻竇增高術步驟

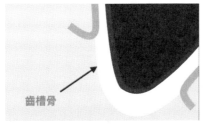

❶ 手術切開翻瓣。

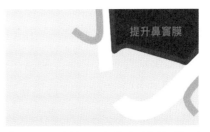

❷ 在預計植牙處的側邊修骨開一側窗，將鼻竇黏膜提升。

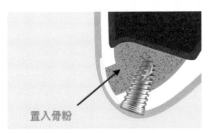

❸ 置入骨粉和人工牙根。

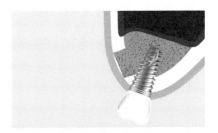

❹ 等人工牙根達到骨整合之後，製作假牙。

PRF 水雷射輔助側窗鼻竇增高術

針對外部鼻竇增高術，我通常也會採用「PRF 水雷射輔助側窗鼻竇增高術」的複合式流程：

❶ 針對側窗式的外部鼻竇增高術製備，使用屬於表淺型雷射的水雷射不易影響深層組織；採超音波骨刀（piezoelectric instrument）切割硬組織時，也較不易傷害到軟組織，能達到微創鼻竇膜，減低鼻竇膜破裂的風險。

❷ 在提升鼻竇膜、置入人工骨粉的同時，我也會搭配使用 PRF，它能局部釋放出生長因子，促進血管增生及組織再生，且因為它的來源是自體血液，故不會有排斥的問題。

外部鼻竇增高術案例一

40 多歲男性患者患有全口嚴重牙周病與局部缺牙。在進行第一階段全口牙周病治療過後，開始評估缺牙重建。左上第一大臼齒缺牙區經過電腦斷層評估過後，發現骨脊的高度和寬度都有不足，因此治療計劃是執行側窗式鼻竇提升術，同時植入人工牙根和引導骨再生手術。

手術中先初步進行側窗骨修整，大範圍提高鼻竇黏膜後置入人工骨粉，再置入寬度 4.0 毫米、長度 10 毫米的人工牙根。植入植體後繼續完成鼻竇補骨與採用再生膜覆蓋，再把傷口縫合。等半年後，進行假牙贗復。

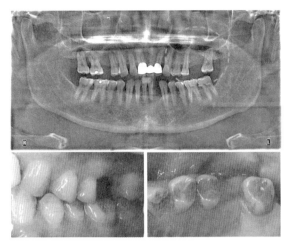

⬆ 嚴重牙周病患者預計重建缺牙處。

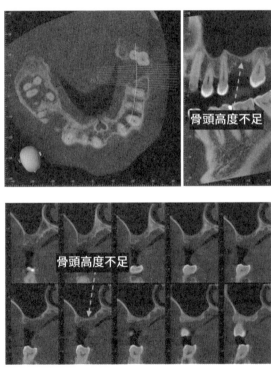

骨頭高度不足

骨頭高度不足

⬆ 從電腦斷層影像中可以發現骨頭高度明顯不足。

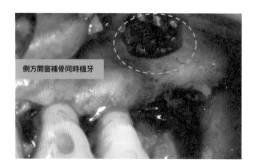

⬆ 以側窗式外部鼻竇增高術提高鼻竇黏膜後補骨，同時置入植體。

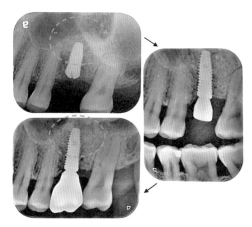

⬆ 完成植牙假牙，術後骨量明顯增加（藍圈處）。

外部鼻竇增高術案例二

　　30 多歲女性患者因為左側上顎和下顎第一大臼齒缺牙來評估重建，針對左上後牙區的舊牙橋密合度已經不佳，建議拆除後重新評估假牙。因患者考慮缺牙處改以植牙重建，因此安排電腦斷層評估植牙條件；電腦斷層顯示骨脊高度大約 4-5 毫米，寬度約為 6 毫米，治療計畫是執行側窗式鼻竇提升術同時植入人工牙根。

　　手術中先初步進行側窗骨修整與鼻竇膜提升，置入人工骨粉、同時執行左上第二大臼齒牙冠增長術後，再置入寬度 4.0 毫米、長度 10 毫米的人工牙根，半年後進行假牙贋復。

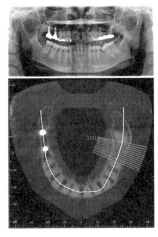
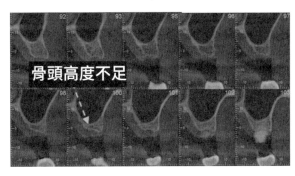

骨頭高度不足

⬆ 從術前環口式Ｘ光片和電腦斷層影像，發現預計植牙處的骨頭高度明顯不足。

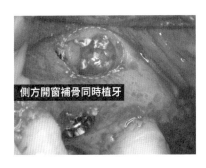

側方開窗補骨同時植牙

⬆ 從側方開窗大範圍提高鼻竇
　黏膜後補骨。

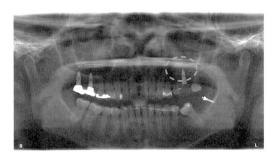

⬆ 術後影像明顯看到骨量增加（藍圈處）。

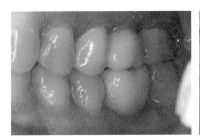

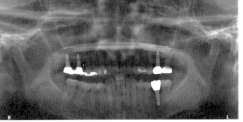

⬆ 植牙補骨半年後完成假牙。

很多患者都會詢問上顎植牙的風險，或是擔憂在植牙鼻竇增高術中，鼻竇膜會不會破裂導致併發症。對於這項問題，我的看法有以下幾點：

❶ 鼻竇膜破裂在上顎植牙鼻竇增高術中確實是時常發生，根據統計，機率從 7–56% 不等。因此，雖然各種新式技術可以減低鼻竇膜破裂的機會，但不等於完全不可能發生。而「超音波骨刀」能明顯降低鼻竇膜破裂的機會。

❷ 醫師應該要有能力針對鼻竇膜破裂時，依照破裂的程度做出臨場判斷而恰當處置，使植牙的成功率不致被影響。

❸ 通常植牙醫師的訓練過程，一定要具備側方開窗術（ lateral window technique）的能力與經驗，才會有良好的臨床判斷或解決鼻竇膜破裂時的狀況問題。

這裡也分享一個術中鼻竇黏膜破裂，但經過修補後繼續完成植牙手術的案例。

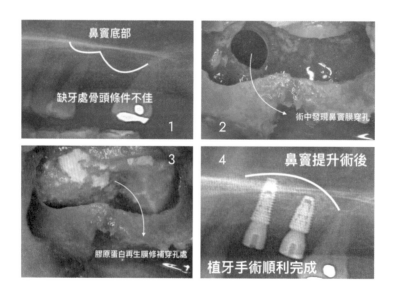

針對上顎植牙常做的鼻竇增高手術，我建議除了一定要由專業的醫師執行以外，醫師最好也必須能提供成功有效、並且避免鼻竇破裂的安全方案。方案包含了 PRF、超音波骨刀與水雷射複合式流程，能降低鼻竇增高術的風險，提高上顎植牙成功率。

鼻竇增高術後須知

　　1 週內可能會有輕微流鼻血或分泌物稍微增加的狀況。盡量避免造成鼻腔氣壓變化的活動或動作，例如用力擤鼻涕（打噴嚏時嘴巴請張開）、搭乘飛機、潛水、登山，暫勿使用吸管。若有微量骨粉脫落和輕微滲血為正常現象，請不用太擔心。但若手術區有化膿、惡臭或大量骨粉掉出或發燒，請盡速聯繫醫師檢查。

① 術後 2 天通常會有明顯瘀青腫脹，屬於正常狀況。請依照醫師指示按時服藥。

② 可冰敷傷口外側皮膚，以減少腫脹及疼痛。（方式：冰敷 10 分鐘、休息 5 分鐘，反覆施行至臨睡前）

③ 術後 1 至 3 天因傷口會微微滲血，口水帶血絲及血味為正常現象，勿舔或吸吮傷口、避免頻繁的漱口與吐口水、避免熱燙或刺激性食物（例如：硬食、酒、咖啡、汽水……），以「溫」的流質食物為主。

④ 手術後第 3 天起可溫熱敷，以改善腫脹狀況。術後 4 至 7 天時會逐漸消退。禁止抽菸，術後 7 至 14 天需回診拆線。

5-10
全口重建的選擇方案有哪些？

🦷 一般全口植牙和 All-on-X 有什麼差異？

　　因為各種原因導致拔牙（大部分可能是牙周病、齲齒、外傷），若是缺牙數目很多而失去穩定的咬合，可能就會是需要做全口重建評估的患者。這類患者的治療難度較高且複雜，時常會需要由不同的專科醫師協同合作（例如：牙周專科、口腔外科、假牙贗復專科），配合有經驗的牙技師團隊，才有辦法達到比較好的成果。

　　上顎或下顎完全缺牙、或是大量缺牙，簡單來說會有兩大治療方案：活動式假牙或是固定式假牙，其中活動假牙有時可能會用植體輔助，讓假牙較不容易脫落。固定式假牙則分為一般全口植牙或是全口速定植牙。依照患者個別狀況不同，例如身體狀況、配合度、齒槽骨條件、時間、預算等因素，牙醫可能會有不同的治療計畫或建議，而不是利用一個單獨的計畫去套用所有患者。

假牙方案類別比一比

全口重建方式	適合對象	手術次數	是否需補骨	咬合力	預算
活動假牙	不適合手術或條件不佳者	無須手術	無須補骨	低	低
植體輔助式活動假牙	・骨頭條件不佳或僅有部分區域骨頭條件允許	一次	不需補骨或小範圍補骨	低	低或中
一般全口植牙	・全口缺牙或大部分缺牙 ・齒槽骨還未嚴重萎縮或適合補骨	一次或多次	可能需大範圍補骨	接近自然牙	中或高
All-on-4 全口植	・全口缺牙或大部分缺牙 ・齒槽骨嚴重萎縮或不適合補骨 ・時間因素	一次或多次	不需補骨或小範圍補骨	接近自然牙	中或高

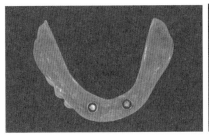
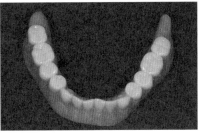

⬆ 植體輔助，鈕扣固定覆蓋式活動假牙。

一般全口植牙

坊間很多診所會把一般全口植牙稱為「傳統全口植牙」，然後把「All-on-4」、「All-on-6」或「All-on-X」稱為「新式」全口重建。事實上我不贊同這個講法，因為這有可能會誤導患者，讓人以為傳統就是落後，而把新式植牙直接定位成比較先進的做法。

事實上，就如同在「數位植牙」章節所提到的資訊，導入高科技的數位技術輔助植牙技術已經進步很多，精準度提升傷口也變得更小。如果齒槽骨的條件允許，我反而認為一般全口植牙是比較理想的重建方案。

在治療計畫的部分，通常是依照缺牙的位置來設計，如果是全口缺牙，上顎最少會用到 8 個人工牙根，下顎最少會用到 6 個人工牙根重建。

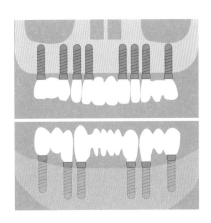

通常在正式假牙的設計上，可以採單顆重建或是分段牙橋重建，在咬合力或是清潔的方法，都跟自然牙比較類似。因此有利於植牙的使用壽命。萬一有部分植牙出現問題的話，維修也相對比較方便，不需要全口假牙都一起卸下或更換。

然而它的缺點則是當植牙的條件較差時，可能因為要補骨、補牙肉的緣故，導致手術次數可能會比較多，治療時間也會比較長。

All-on-X 全口速定植牙

All-on 的意思是指全口牙橋，X 指的是人工牙根的顆數。結合起來的意思就是用一定數目的人工牙根來支撐單顎全部的假牙。

最早這個概念是在西元 2000 年由葡萄牙醫師 Dr. Malo 所提出的。原始設計是利用四個人工牙根，選擇骨頭條件比較好的位置植牙。其中兩支垂直植在顎骨前處，另外兩支植牙刻意採用傾斜式角度，認為這樣的力學分布是類似斜張橋的概念，達到力量平均分擔的效果。

採傾斜式角度植牙，同時在上顎能夠避開鼻竇腔，在下顎則能夠避開風險較高的下齒槽神經。並且，如果手術時植體鎖入的力量穩定的話，能夠當日裝戴全口臨時假牙，縮短無牙期間。

超過 20 年的時間驗證，發現 All-on-4 的植牙成功率和一般植牙成功率相當，因此成為一項可接受的治療方案。不過，實際在門診評估時，患者究竟適用哪個方案，總共需要幾顆植體來支撐，或是植牙位置要怎麼設計，則會因為醫師的經驗及患者條件而異。

事實上，採取一般植牙的方式也有可能達到當日裝上假牙的理想目標。因此，恐怕不是單一方案就能夠解決所有的情況，也無法直接說哪個方案一定比較優異。

從我的角度來看，和一般植牙相比 All-on-X 的優勢有以下三點：

❶ 能夠縮短治療時間（一天完成手術和裝假牙）。

❷ 手術次數較少（減少或是不需補骨，盡量一次手術完成）。

❸ 最少只用 4 支植體，可能節省預算。

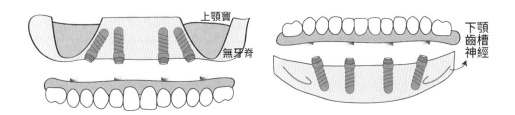

　　All-on-X 的特色是提供齒槽骨條件極差的患者，有了能夠做固定式假牙的希望，縮短美觀區缺牙的尷尬期。它適用於骨頭條件不佳的情況，例如：

❶ 在上顎後牙處骨頭條件極差，需要接受分階段式補骨和植牙的患者。
　　原本採一般植牙的方式，上顎後牙處因為齒槽骨高度不足會需要分
　　階段；先執行鼻竇增高後大約 6-8 個月才能植牙，並且植牙後還要再
　　等半年骨整合才能做假牙，總共耗時一年至一年半時間才完成植牙。

❷ 本身鼻竇內部患有發炎或其他病變，導致不適合接受鼻竇增高手術者。

❸ 下顎後牙區的骨頭萎縮和牙齦都萎縮嚴重者，包含重建齒槽骨、植牙、
　　補牙齦，可能至少要三次手術。或是下齒槽神經以上的齒槽骨完全不
　　足，不太適合植牙的情況。

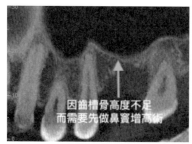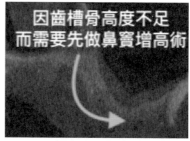

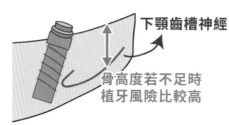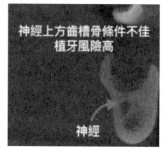

All-on-4 流程案例

　　這位 50 歲女性患者因為前牙假牙鬆動來評估治療與重建。從照片上可以看到，支撐假牙的自然牙根都已經是很嚴重的牙周病，牙肉非常紅腫，已經無法保留而建議拔牙。

　　因為患者的上顎所剩自然牙幾乎都沒辦法保留，齒槽骨的條件也非常不好，若採取一般植牙方式，手術次數和時間將難以估計。如果以 All-on-4 的概念去做設計，部分位置還有勉強足夠的齒槽骨提供支撐。

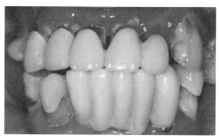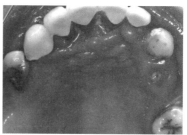

　　針對這個案例，以 All-on-4 流程來為患者治療：

All-on-4

1. 術前評估：3D 數位電腦斷層、完整的口腔資料收集、分析與規劃

口內檢查包括牙周囊袋、牙齦萎縮、牙齒搖晃程度 ⋯⋯ 等。

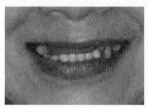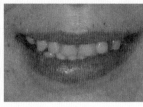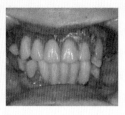

⬆ 經過資料收集，假牙醫師依照患者的外觀和口內狀況，設計排牙讓患者試戴，模擬未來假牙在口內的狀況，確認我們的設計在各方面是適合的。

2. 執行植牙手術：搭配使用數位植牙手術導板或是導航植牙的設備精準手術。和麻醉醫師合作，在舒眠鎮靜的狀態下進行，減低患者不適。

在這個案例中，植入的 4 個人工牙根穩定度都足夠，因此鎖上 All-on-4 的假牙專用套件。

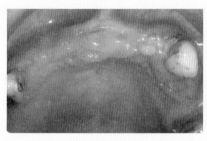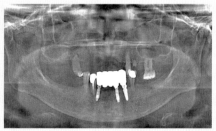

⬆ 此案例在手術前就已經先拔除上顎鬆動的牙齒，才有辦法讓牙肉先恢復健康到適合手術的狀態。

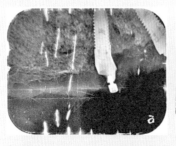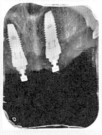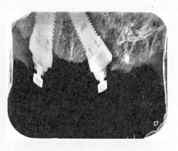

⬆ 鎖上 All-on-4 的假牙專用套件。

3. 安裝臨時假牙：由假牙專科醫師接手，依照術前模擬的結果安裝假牙並做細部調整。

　　這個案例上午手術完，中場稍微休息，下午就把假牙裝上，當日完成。

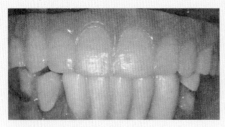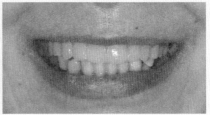

4. 安裝正式假牙與定期檢查：人工牙根骨整合後，通常是在植牙手術後的 3-6 個月。

　　實際上在這個案例中，和患者溝通後最終是採取 All-on-6 的設計。上顎療程分有兩個階段：

　　第一階段是先植 4 顆植體，植體穩定則當日配戴上顎假牙。初步解決患者美觀和恢復部分的咬合功能，同時左右後牙區以側窗方式做鼻竇增高手術。

　　第二階段是在第一階段的半年後，於兩側鼻竇增高術補骨的位置，再

各植入 1 顆植體。正式假牙將會是 All-on-6 的設計，這樣能夠讓植牙假牙的牙弓延伸到更後方，增加咬合的面積和效率。

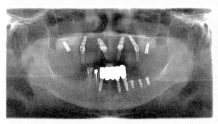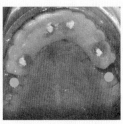

⬆ 增加後方 2 顆植體，延伸讓假牙排到後方，增加牙弓長度和未來的咀嚼效率。

All-on-X 的清潔方式如下

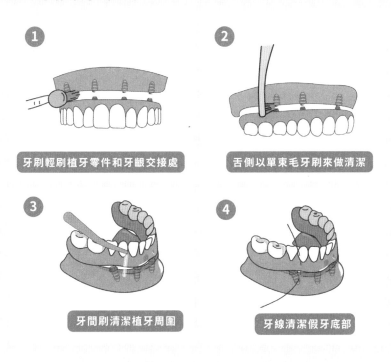

1 牙刷輕刷植牙零件和牙齦交接處

2 舌側以單束毛牙刷來做清潔

3 牙間刷清潔植牙周圍

4 牙線清潔假牙底部

All-on-X 療程完成並非一勞永逸，居家維護建議搭配牙線和特殊的牙刷清潔。從圖示可以發現，其實 All-on-X 的位置比較深，清潔相對困難。因此定期給醫師追蹤回診也很重要，在門診才有辦法把假牙從口內卸下，徹底清潔之後再裝回，這樣才能維持植牙牙根的健康和穩定性。

All-on-X 的本質是由人工牙根支撐的牙橋，因此併發症和人工植牙可能會發生的情況是類似的。大致上可以分為兩類：

生物相關併發症

植體周圍黏膜炎、植體周圍炎。這類併發症通常和牙菌斑比較有關係。從牙周維護的角度來看，All-on-X 的設計就是清潔比較不容易的長牙橋。曾經有因為牙周病或齲齒缺牙的患者，因為牙齒沒有辦法刷乾淨，而導致缺牙必須接受植牙，所以在 All-on-X 的護理上就要更加注意，否則還是可能會因為口腔衛生不良而導致植體周圍產生類似牙周病的問題（植體周圍炎）。

機械力學相關併發症

植牙零件鬆脫、斷裂或是假牙斷裂。這類併發症和植牙本身的設計、金屬疲勞、咬合力量分佈或習慣、假牙的材質與精準度、假牙醫師的經驗或技術比較有關係。All-on-X 本身是用最低限度的人工牙根數目去支撐全口，因此技術門檻會比較高，此外只要有植體損壞的狀況發生，就有可能整副假牙必須重製。建議由專業的假牙修復醫師來評估或治療。

第 **6** 章

牙周病能做牙齒
醫美嗎？

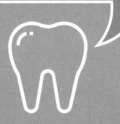

齒顎矯正、全瓷貼片、牙齦萎縮和牙敏感處理

　　牙周病患者常會伴隨牙齦萎縮、牙縫變大、齒槽骨流失或牙齒位移等問題，這些都可能會影響到美觀問題。在這一章，我會針對這些問題說明牙周專科醫師可能會有什麼方案來處理。此外，患者也可能同時需要處理齲齒或是缺牙，甚至牙齒排列不整。當問題趨於複雜，有時可能會需要不只一位牙醫師，依不同的次專科和專業能力，分工合作來解決患者所有的口腔問題。

　　因此，除了說明牙周的技術或療程，我也會討論到跨領域的治療方式，例如數位化全瓷牙冠、全瓷貼片、數位微笑設計和 3D 齒雕。以及，當牙周病患者接受齒顎矯正療程時，所需要注意的事情。

　　理想的牙科治療不只要從局部衡量，還須考慮整體，包括牙齒、牙齦的比例與相對關係，兼顧嘴唇微笑曲線及臉部外觀。有了正確診斷與完善治療計畫，才會有美觀的結果。如果牙齒跟牙齦之間的關係不協調就直接進行假牙贗復，會造成牙齒視覺上過長或過短，直接影響到外觀。

　　「牙冠增長術」與「牙根覆蓋術」這類牙齦手術就是針對牙周美容問題治療，進而改善整體外觀協調性；而又稱作牙齦補肉的「游離牙齦移植術」，則是可以使缺牙區假牙的牙齦外觀能更為擬真、舒適和穩定。

🦷 牙冠增長術：前牙美觀區

　　當牙齒視覺上看起來偏短，常是因為牙齒萌發異常造成。牙齒被過多的牙周組織覆蓋，這樣會造成牙周健康不易維持或是俗稱笑齦（gummy smile）的美觀問題。此時醫師可能會評估建議您接受「牙冠增長術」來改善。

　　牙冠增長術前會先進行診斷，手術範圍可能是一顆至多顆，手術中將過多的牙齦與齒槽骨去除後，修正符合生理型態，讓牙冠完整露出，以改善牙齦高度，使微笑更為自然。

實際案例

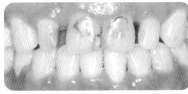
術前 Before

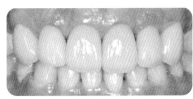
術後 After

若是牙齒因缺損或是斷裂至牙齦下，導致無法直接修復的狀況，考慮面向就會更多。單純牙齦過多，可直接運用雷射把過多的牙齦去除；但是合併齒槽骨異常時，就須以牙周手術修整齒槽骨。先透過牙周翻瓣手術讓牙周恢復健康狀態，再用全瓷技術改善美觀問題。通常前牙要做假牙或全瓷貼片，會先裝戴臨時假牙觀察 3-6 個月，待牙周完全穩定後，才會開始製作正式假牙或全瓷貼片。

實際案例

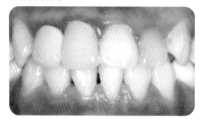 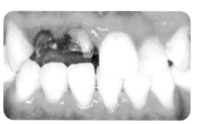

移除右上不密合假牙　　　　　　　齲齒已達牙齦以下

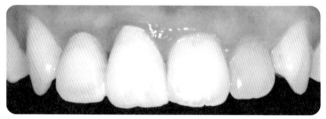

手術前（Before）製作臨時假牙

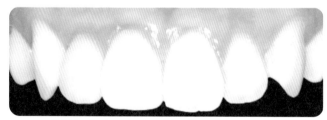

手術後（After）改善對稱性，裝戴正式假牙

⬆ 牙冠增長術後裝戴正式假牙，恢復前牙美觀。

合併牙齒偏短和牙齦下齲齒的牙冠增長術案例：搭配陶瓷貼片 / 全瓷冠療程，修復牙齒矯正和齲齒產生的牙齒變色問題

　　患者接受完整齒列矯正療程後拆除矯正器，牙齒本身曾有樹脂填補，發生邊緣變色與二次蛀牙的問題，此時我們建議用全瓷牙冠及全瓷貼片修復。但是牙齒跟牙齦之間關係不協調，如果直接進行假牙贗復，會造成牙齒視覺上過短，直接影響到外觀。因此我們利用數位微笑設計，經過牙冠增長術、全瓷貼片及全瓷牙冠修復，得到美觀的結果。

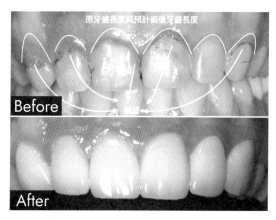

⊕ 牙冠增長術前術後比較圖。

🦷 牙冠增長術的費用

　　牙冠增長術屬於自費項目，目前健保不給付，費用視療程範圍而定。若是進行假牙重建，術中通常只會針對需要的位置進行修復，此類牙冠增長術的費用範圍約在 8000 元 ~1.5 萬元 / 顆。但若因美觀或笑齦問題，則手術區域會增加到 6-8 顆（以笑容看到的前牙範圍為主），費用約會在 3 萬 ~5 萬元左右。

🦷 牙根覆蓋術

因牙周病、不當的刷牙方式、牙齒排列不整或先天牙齦型態偏薄時，比較容易產生牙齦萎縮的問題；而牙根外露或牙齒過長，則會引發美觀問題且不易維護口腔衛生，醫師會評估並建議以「牙根覆蓋手術」來改善。

牙根覆蓋手術不只可以讓患者擁有微笑曲線與牙周健康，兼顧提升自信與舒適感，同時也能預防牙齦萎縮、骨頭喪失、保護牙根覆蓋處，避免齲齒及可能減低牙根敏感、改善牙齦及微笑美觀。

實際案例

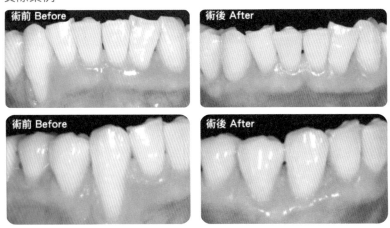

⬆ 透過牙根覆蓋術改善牙周健康並提升舒適感。

牙根覆蓋術的手術步驟

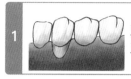

1　牙齦過薄或角化牙齦不足，易造成牙齦退縮或刷牙時牙齦不適。

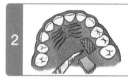

2　從上顎移植自體組織。

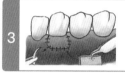

3　移植固定至牙齦不足處。

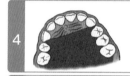

4　上顎供給移植處配戴保護板，減輕術後不適。

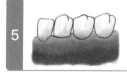

5　形成良好的牙齦結構。

牙根覆蓋術相關案例：要「補牙」還是「補牙肉」？水雷射輔助牙周再生手術治療牙根蛀牙、牙根敏感

患者是一位 30 多歲女性。有天照鏡子時赫然發現自己牙齒變得很長，牙齦萎縮、牙根底下還黑黑的！因為擔心牙齒會掉下來，於是約診前來檢查，問診中發現她長期有牙根敏感的困擾，其實這樣的狀況除了牙齦萎縮外，也伴有牙根蛀牙。

我們在門診常見的除了牙齦萎縮，還可能伴有牙根齲齒問題。一般牙科常常是直接以樹脂填補蛀牙缺損，除了容易脫落，也不易維護口腔衛生，美觀更差。而牙根外露會不易維護口腔衛生，或牙齒視覺過長引發美觀問題。

這樣的狀況我會建議評估「補牙肉」的條件，若條件允許可能以牙根覆蓋術改善。手術後可預防牙齦萎縮及骨頭喪失，保護牙根覆蓋處避免齲齒及可能減低牙根敏感、改善牙齦美觀。

經分析後，完全牙根覆蓋的機率預期性高；在手術中我把牙根表面的蛀牙移除，讓健康的牙根表面完整和自體組織與牙肉緊密接觸。同時，合併牙周組織再生凝膠劑（EMD）與水雷射輔助，術後成功達到完全的牙根覆蓋，牙根敏感問題也獲得改善。

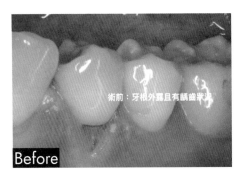
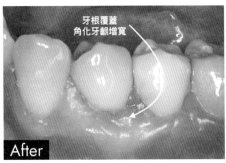

研究顯示，牙齦萎縮、牙根外露、牙根敏感不見得與齲齒有關。「裂耗」（abfraction）屬於非齲齒的齒質耗損，大多在齒頸部或牙齦處出現凹槽。可能原因是咬合力傳導到齒頸部附近時，造成牙齒微斷裂而發生；通常磨牙患者較容易出現。

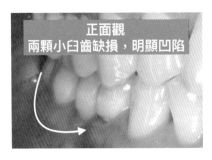
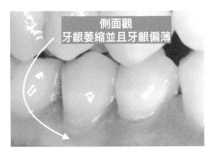

⬆ 牙齒裂耗正面照，兩顆小臼齒缺損、明顯凹陷。

⬆ 牙齒裂耗側面照，牙齦萎縮並且牙齦偏薄。

義大利學者發表在 2019 年美國牙周病醫學會知名期刊《Journal of Periodontology》的研究指出：利用牙齦移植方式，能夠降低上述問題持續惡化的風險。

牙齒牙周整形案例：打造微笑曲線的重要關鍵

如果牙齒是一幅美麗的畫作，那麼牙齦就是襯托它們的畫框。理想的牙科治療要參考牙齒、牙齦的比例與相對關係兼顧，才能有美觀的結果。

此案例患者是要更換不密合假牙，但因牙齒跟牙齦之間的關係不協調，若直接進行假牙贗復，會造成左上犬齒視覺過長，可能會影響到外觀。因此我們先進行「牙根覆蓋術」減少牙齒長度，改善整體協調性，待牙肉穩定後再做正式假牙，獲得滿意的結果。

實際案例

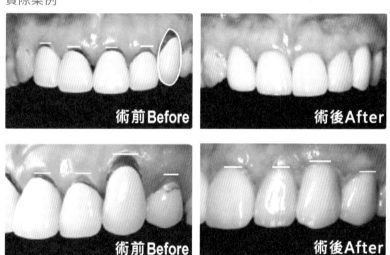

⬆ 牙根覆蓋術手術前後比較。牙齦比例恢復正常，並用全瓷貼片恢復牙齒美觀。

🦷 牙根覆蓋術的費用

　　牙根覆蓋術也是屬於自費項目，目前健保並未給付。若需增加「牙肉移植」術式來改善牙齦外觀，這類牙齦萎縮的單次牙周手術治療費用約在 1 萬 ~5 萬元之間（視治療牙齒的萎縮程度、顆數範圍、有無使用特殊生物材料而定）。

🦷 游離牙齦移植術

角化牙齦

　　角化牙齦是牙齒周邊一圈的「護城河」。文獻顯示，牙齒或植牙旁邊如果缺乏角化牙齦，對於口腔衛生極佳的人通常不太會有影響，但從我們的臨床經驗來看，角化牙齦不足的區域，特別是在有假牙或植牙的周邊組織，患者常有牙菌斑堆積、刷牙疼痛導致牙齦退縮或是局部發炎等問題。

　　因此，我會建議依照 Goldman 和 Cohen 在 1979 年所提出的組織保護概念（tissue barrier concept），在補綴物旁盡量要有角化牙齦（類似城堡旁要有護城河保護的意思）；呈淡粉紅色、質地緊密有韌性，較能承受刷牙的力道。

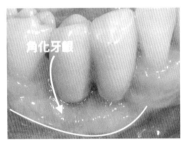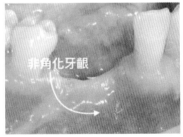

增加角化牙齦的方式

游離牙齦移植術（Free Gingival Graft）

從上顎取薄薄一片牙齦組織縫合固定在不足的區域。術後約 1~2 週可恢復穩定。

牙齦根向拉皮術（Apically Positioned Flap）

將需要增加角化牙齦處往根向拉動後縫合固定。

游離牙齦移植術案例：缺牙區牙脊塌陷，增加角化牙齦後做假牙可穩定

拔牙後牙齦和骨頭都會萎縮，常造成該處塌陷，即使有做假牙或是植牙重建，都還是會有凹陷的問題。補牙肉（軟組織移植術）可增加角化牙齦的寬度，原本塌陷的區域增厚，缺牙區假牙的牙齦處外觀能更為擬真，並且容易維持口腔衛生，假牙更舒適長期穩定。

實際案例

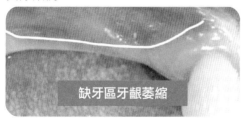

缺牙區牙齦萎縮

術前 Before

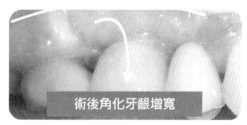

術後角化牙齦增寬

術後 After

🦷 游離牙齦移植手術的費用

　　游離牙齦移植術是自費項目，健保並未給付，手術費用約 1 萬 ~5 萬元之間不等。

游離牙齦移植手術（補牙肉）術後須知

1. 術後可能症狀

- 疼痛：上顎游離牙齦組織供應區（取皮處）通常傷口表淺，待表皮恢復需約 7-10 天。
- 出血：術後若有流血情況，可用手指配合濕潤紗布壓迫上顎約 10 分鐘。若有配戴客製化藍色保護板，通常以上狀況並不常見。

2. 術後注意事項

　　移植的牙齦是由精細手術技巧固定，需細心照護。避免牽動縫線固定的組織是成功關鍵。術後 2 天左右通常會有明顯瘀青腫脹，屬於正常狀況。

- 術後不必冰敷或熱敷。
- 術後避免進食太熱、刺激性或太冰的食物。
- 拆線前手術區避免拉動臉頰及嘴唇（避免張口大笑、多說話等動作）。
- 勿劇烈運動以免出血。
- 拆線前手術區避免咀嚼食物，尤其小心較硬的食物拉扯或傷到手術區域。

- 拆線前手術區避免使用牙刷及牙線。請使用生理食鹽水浸泡手術區 30 秒至 1 分鐘，再讓生理食鹽水自嘴角流出，避免用力漱口或是用力吐出之動作。
- 不可吸菸。
- 大約 7-14 天拆線。醫師開藥請按時服用，若有過敏之現象請立即停藥，並請與牙科聯絡及回診。

6-2
牙齦萎縮、牙縫變大，牙周病治療結合數位全瓷美學

近年來，牙科技術變化迅速，在美容牙科領域有五項趨勢：

❶ **數位牙科流程**：利用口內掃描機取得數位影像檔案，電腦輔助設計與製作，提升準確度與患者舒適度。

❷ **人工植牙**：局部或大範圍缺牙重建都有可以信賴的成功率。

❸ **透明矯正器**：適用範圍愈來愈廣泛，與傳統矯正器相比具有美觀、容易清潔的優勢。

❹ **微創軟硬組織重建**：儀器與術式的進展能減低患者不適。

❺ **用非含金屬材質修復牙齒（全瓷冠或全瓷貼片）**：具有美觀耐用的特色。

其實台灣的牙科診療不落其他大國之後，對於牙周患者有修復需求時，也早已採用「全瓷修復」與「數位牙科治療流程」。

牙周病患者常有齒列不整或面臨牙齦萎縮、牙縫變大等美觀問題，患者也會有讓牙齒變得更好看的需求。針對齒列不整問題，經牙周病治療控制後，可由齒顎矯正專科醫師評估是否能改善。此外，搭配牙周美學相關手術，我們也能改善部分牙齒長短不協調的情況。

但若是齒槽骨因牙周病破壞嚴重時，上述的治療方案就可能受限，此時以數位全瓷修復技術，包含全瓷貼片、全瓷冠、3D 齒雕等來改善外觀問題，將

會是我們建議的選項。所謂數位全瓷修復，指的是採用全陶瓷的材料取代原本常用的金屬材質來修復，並採取全數位化設備與流程。和傳統流程相比，數位化具有快速、精準、美觀、耐用等特色。

🦷 數位牙科：牙科治療流程的革命性進步

數位化牙科治療指的是將建模、設計、製作均採數位化方式進行的牙科治療流程。專業的數位化牙科治療有以下要素：

❶ **數位口腔掃描**：口腔內的牙齒狀況透過掃描同時，快速建立高精密度的牙齒數位模型，取代傳統印模方式。

❷ **數位全瓷設計（CAD：computer assisted design）**：採用專用電腦軟體進行假牙、牙冠、貼片的設計與模擬。

❸ **數位研磨機（CAM：computer assisted manufacture）**：設計完成的檔案直接輸出到數位研磨機製作修復體，取代傳統用牙模寄送給委外技工所來回數週的流程。

❹ **專業數位團隊**：以上設備與技術都需要有專業團隊才能操作掌握，且必須有專業證照的認證。

❺ **持續與國際領先技術接軌**：科技日新月異，專業團隊必須持續進修保持領先，國際研討會與參訪進修是必備條件。

數位全彩口腔掃描機

在高速掃描拍照下，取得口內牙齒數位模型檔。傳統假牙製作需在患者口內印模才能取得牙齒模型，過程中容易讓人有噁心反嘔等不適感。目前數位牙

科技術與設備快速發展，醫師可以使用 3D 全彩數位口腔掃描機取得牙齒 3D 數位模型檔案，精準度極高可取代傳統印模，並且立即將口內缺齒情形以 3D 立體影像清楚呈現。

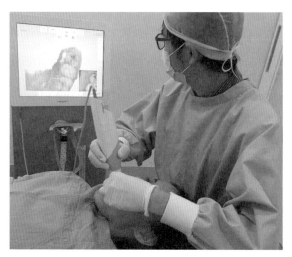

⬆ 使用數位全彩口腔掃描機為患者取得牙齒 3D 數位模型。

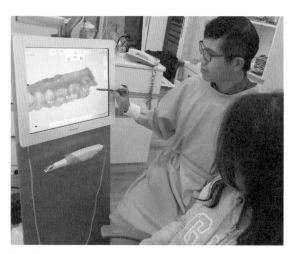

⬆ 數位全彩口腔掃描可以立即呈現口內牙齒狀況，方便醫師與患者分析討論。

口內掃描系統的優勢

①影像即時呈現：醫師和患者溝通說明更直接有效率。

②口內掃描比傳統印模更為舒適：減輕材料異味和反嘔不適的狀況。

③高精準的數據品質：自動化流程減少人為手作誤差。

④治療時間縮短：電子化流程減少模型寄送往返時間。

數位全瓷設計（CAD：電腦輔助設計）

根據醫師在患者口內掃描的數位檔案，與數位全瓷設計中心的牙體技術師配合，數位模型檔案在電腦軟體上可直接模擬設計修復體。

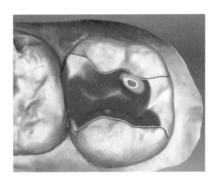

↑ 使用 CAD 可直接模擬設計修復，便利性相當高。

數位研磨機（CAM：電腦輔助製作）

接著輸出檔案到數位研磨機製作修復體，完成後就能讓牙體技術師再做細部精修。不像以往傳統方式需要把實體牙模送件委外技工製作，這樣除了提高品質外也大幅縮短製作時間。產出高品質的全瓷修復體後由牙技師調整，成品能完整結合牙技師手工質感與科技的精準。

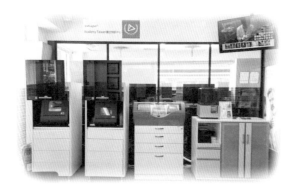

⬆ 數位 CAM 可在診所內完成修復體，減少製作時間。

數位牙技師團隊

　　牙科醫療品質要好，除了專業醫師與高科技設備外，醫療團隊也很重要。牙技師需要經過國家考試認證，對於固定假牙、活動假牙、矯正裝置、植牙修復、客製化修復體等，醫師都需要牙技師協助。

　　數位牙技師除了具有操作電腦輔助設計（CAD）與製作（CAM）設備的能力，還要有對顏色美學的敏感度與精細手工技藝，才能有高品質成品。牙醫師和牙技師需有緊密配合和良好溝通，因此愈來愈多有規模的醫療院所會在院內附設牙技工所，除了能掌控材料來源品質、送件效率，也能達到現場溝通微調的目標。

與國際數位牙科技術接軌

　　目前口腔掃描機最主流的兩大品牌就是丹麥 3Shape 和德國 Sirona。2018年我們有幸參與台灣團體至丹麥進修，也見證了數位牙科的進步與廣泛應用。在國際講師的演講中，數位牙科流程的醫師端、牙技師端、自然牙修復、缺牙修復、植牙計畫的流程與手術、假牙相關等，都有非常詳盡的闡述。

3Shape的原廠總部位於哥本哈根市中心，至今在口掃機技術已成為全球主流。工程師說明他們的數位牙科硬體特色和持續推出的軟體用途，透過口腔掃描機的交流與體驗流程，感受到科技確實讓醫療進步變得有效率。

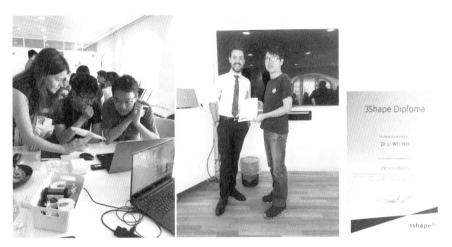

⬆ 數位牙科需持續與國際接軌，照片為醫師參訪3Shape口腔掃描機丹麥原廠進行進修課程。（照片提供／葉立維）

6-3
全瓷貼片、全瓷冠、3D 齒雕
全瓷材質修復美觀又耐用

　　所謂的全瓷系統修復，指的是採用全陶瓷材料取代原本常用的金屬材質來修復。並依牙齒本身條件與修復範圍可大致分為：全瓷貼片（通常在前牙美觀區或小臼齒）、全瓷冠（前牙或後牙）、3D 齒雕（通常在後牙）。

全瓷貼片

　　在輕微斷裂、蛀蝕或顏色異常的牙齒黏合上薄薄的瓷片；其製作步驟是將牙齒的表面些許修磨掉，再利用特殊的技術將 0.3 至 0.5mm 的瓷片黏著在牙齒上。

全瓷冠

　　由全陶瓷所構成的牙冠，內層完全無金屬支撐，因此光線的折射、透射效果和自然牙相仿，假牙看起來不會暗沉死白，和真牙幾可相仿。另外，全瓷牙冠的陶瓷材質人體相容性高，不易有金屬冷熱傳導造成牙齒敏感現象，或者像傳統瓷牙使用幾年之後在靠近牙肉邊緣牙齦變黑的情形。

中大型窩洞的治療上，建議以齒內嵌體、覆蓋式嵌體為主。全瓷修復目前利用電腦高科技的影像擷取與電腦化設計作業，具有美觀、硬度高、生物相容性好的優點，已成為先進國家的主流。

全瓷貼片：盡量以保留天然齒質為優先

全瓷貼片主要適用在受損範圍相對較小的牙齒缺損、調整。早期牙齒如果缺損範圍較大，就需要修小後用假牙保護；而隨著材料與黏著技術的持續演進，陶瓷貼片可以適用的範圍愈來愈廣，許多原本需要磨小做牙冠的狀況現已可採全瓷貼片修復，使得牙齒齒質能保存更多。

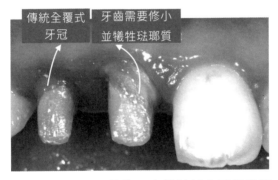

傳統全覆式牙冠　　牙齒需要修小並犧牲琺瑯質

⬆ 若選擇採用牙冠修復，會犧牲較多牙齒齒質。

全瓷貼片最常使用的材料是二矽酸鋰（lithium disilicate）。它的硬度接近琺瑯質，並且能依照需求選擇適合的顏色或透光度，黏著在牙齒後能擬真、自然且看不出人工痕跡。

治療步驟是將牙齒表面稍微修整後，貼上採用數位流程製作的極薄貼片，通常貼片厚度只需要 0.3-0.5mm（如果是製備成牙冠通常至少需 1.0mm 以

上）。經過牙齒與貼片表面處理後，再使用黏著劑把貼片黏著於牙齒表面。

　　裝戴陶瓷貼片的牙齒應避免啃咬硬物，並且如果有磨牙習慣，建議配戴「磨牙護套」，避免陶瓷貼片有碎裂或脫落的情況發生。（其實，即使是自然牙也不建議啃咬硬物，同樣可能會有斷裂情況發生。）

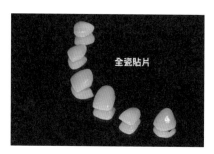

全瓷貼片

⬆ 製作完成的陶瓷貼片可用於牙周治療後的美觀修復。

　　全瓷貼片是傳統牙冠的另一個選擇，能夠減少齒質犧牲。除此之外，它還有以下多方面的應用：

❶ 修復牙齒缺損
　　• 先天珐瑯質形成或是鈣化不全。
　　• 外傷斷裂、齲齒。
❷ 改變牙齒形態
　　• 先天牙齒形態不佳，例如釘狀齒。
❸ 改變牙齒排列
　　• 當患者無意願或不適合做牙齒矯正時。
❹ 關閉牙縫
　　• 牙縫過大或是門牙間隙（diastema）。
❺ 改變單顆變色牙或是整體顏色改善
　　• 修復四環黴素、氟斑造成的單顆／多顆牙齒染色。

前牙美觀區修復案例

　　患者先天右邊側門齒缺牙使得乳牙未脫落，兩邊正中門牙有齲齒問題。左邊側門齒發育不全導致形態不佳，四顆牙齒的問題影響整體外觀。與患者討論設計微笑曲線、空間分配與牙齒形態，最後先拔除蛀蝕乳牙，處理門牙牙縫處蛀牙，最終用全瓷貼片修復。經完整治療與全瓷修復後，外觀形象加分不少。

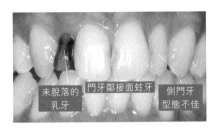

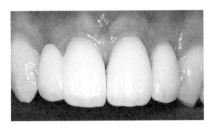

⬆ Before：治療前的外型美觀。　　　⬆ After：採用全陶瓷貼片修復前
　　　　　　　　　　　　　　　　　　　　　　牙美觀區。

下顎前牙美觀區修復案例

　　此患者我們採用全瓷系統改善以下問題：

❶ 患者下顎前牙區域排列擁擠、牙齒形態不佳、牙面上有色素沉澱，並且鄰接面齲齒，造成美觀不佳。

❷ 與患者討論先治療齲齒問題，舊有不密合假牙拆除後換成臨時假牙。因患者沒有接受矯正的打算，經討論分配每顆牙齒的空間，選擇自然的齒色，外觀設計將牙齒排列整齊。

❸ 最後用三顆全瓷貼片和兩顆全瓷牙冠修復，治療結果患者很滿意。

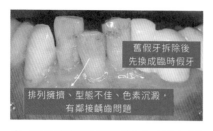

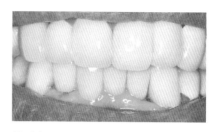

⬆ 患者下顎前牙齒列不正並有齲齒問題。

⬆ 採用全瓷冠與陶瓷貼片修復下顎前牙齒列不正。

全瓷貼片改善牙齒先天發育異常案例

　　釘狀側門齒（peg lateral）是指因先天發育造成牙齒外觀較小顆（microdontia），容易被認為是乳牙。

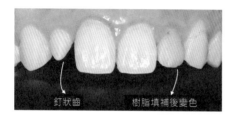

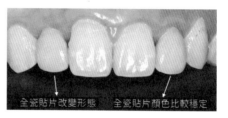

⬆ 患者有釘狀側門齒與樹脂補牙變色問題。

⬆ 採用全陶瓷貼片修復釘狀齒與變色問題。

　　此案例接受矯正治療分配前牙空間後，再用全瓷貼片恢復右邊側門齒的外型。一顆牙齒的改變，整個微笑曲線外觀都改善了。

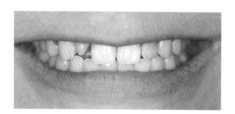

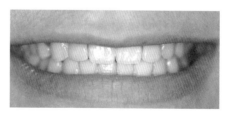

⬆ Before：採用全陶瓷貼片修復前的微笑曲線。

⬆ After：採用全陶瓷貼片修復後的微笑曲線。

🦷 3D 齒雕：針對後牙修復的極佳選擇

牙科最常見的問題之一是齲齒。傳統針對齲齒的修復，可能是用銀粉或複合樹脂修復：

❶ 銀粉的優點是強度高，可以負擔較重的咬合力量；但缺點是顏色不美觀，也有環境污染、影響人體健康等問題，許多歐美國家現在已禁用銀粉於牙科填補。

❷ 複合樹脂的優點是顏色美觀；缺點是樹脂的特性是在聚合過程中，會有邊緣收縮（shrinkage）而日後容易發生微滲漏（microleakage）的問題，二次蛀牙的機會較高。

二次蛀牙的牙齒重新治療時，除了把舊的填補材料移除，也會把齲齒的齒質去除，變成更大的缺損，因此「牙齒會愈補愈大洞」就是這個道理。

傳統針對缺損範圍較大或是結構破壞嚴重、難以基本補牙修復的牙齒，會建議用假牙保護避免斷裂。而以假牙贋復時依照假牙材質，修磨的量也會不一樣，但是大部分的琺瑯質通常會被犧牲。缺乏琺瑯質保護時，牙齒有可能會比較敏感，通常抵抗再蛀牙的能力也比較差。

由於材料和黏著技術的演進，針對齲齒的治療已經愈來愈保守。早期小蛀牙填補，大蛀牙直接做假牙的治療模式也有所改變。

目前，第三種修復牙齒的選擇就是「3D 齒雕」，或稱作嵌體（inlay、onlay、overlay）。在中大型窩洞的治療上，會建議以齒雕修復。依照牙齒缺損的狀況，僅針對缺損處復形，用 3D 立體拼圖的概念，製作對應缺損大小的齒雕黏著修復，可以保留較多琺瑯質。選用全瓷材料修復，具有美觀、硬度高、生物相容性好等優點，是現在牙齒修復的主流。

此外，黏著界面大部分會設定在牙齦以上，在清潔上相對容易利於維護。

日後若是有更換的需求時，可視情況再利用假牙修復，延後齒質犧牲的量與時間。

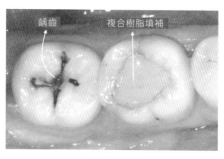

⬆ 採用傳統補綴（複合樹脂填補）方式治療齲齒。

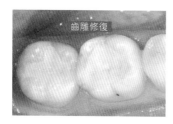

⬆ 齲齒採 3D 齒雕修復。

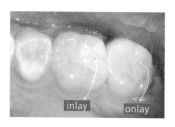

⬆ 全瓷修復 3D 齒雕可以保留較多琺瑯質，清潔維復也更容易。

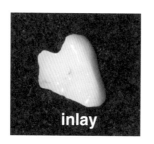

⬆ 製作完成的陶瓷材質 3D 齒雕：inlay 內嵌體。

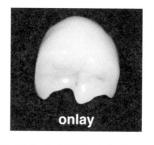

⬆ 製作完成的陶瓷材質 3D 齒雕：onlay 覆嵌體。

全景數位 3D 齒雕與傳統補綴比較

全景數位 3D 齒雕	健保樹脂補綴	健保銀粉補綴
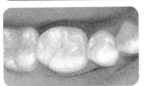	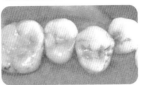	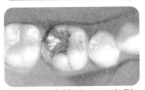
歐洲進口玻璃陶瓷塊材 自然牙色澤　不易染色	強度僅數位 3D 齒雕的 ¼ 易磨耗崩裂且不美觀	強度次於數位 3D 齒雕 易磨耗崩裂不美觀

	全景數位 3D 齒雕	健保樹脂補綴	健保銀粉補綴
密合度	電腦高精密度設計 密合度極佳 避免二次蛀牙	簡易填補下空隙多 密合度差 容易產生二次蛀牙	因金屬有熱脹冷縮特性 密合度差 容易產生二次蛀牙
安全特性	歐洲進口材料 經臨床研究實驗認證 生物相容性高	一般	較為早期的填補蛀牙方式 因屬金屬物質 對人體健康恐造成影響 近年許多歐洲國家已不使用

6-4
追求牙齒美觀，牙醫專科分工的重要

　　如同外科分有神經外科、心臟外科、胸腔外科，牙科依照醫生的專長和訓練背景，也有次專科的制度。我的治療業務大部分都是牙周病和植牙相關，若超出我的能力範圍，我還是會請不同的專科醫師協同合作，才能達到最佳的治療效果。

　　即使不是在醫學中心，診所的醫療團隊還是希望朝向有各次專科、固定的醫師組成。協同治療的醫師群在院內轉診方面才會有默契並且順暢，一站式完成各科治療，也能提高患者治療的效率品質。

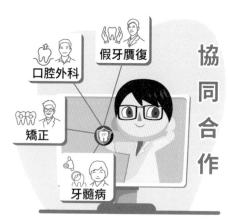

🔼 一站式治療包括口腔外科、牙周、牙髓、贗復、根管、矯正等團隊一起合作。

　　無論是植牙或是齒顎矯正，從我們的角度來看，都應該先把牙周病控制穩定後再開始。據媒體的醫學報導指出，台大醫學中心的牙周病科和矯正專科醫師也提及建議患者能先治療牙周病，再做植牙或牙齒矯正療程。

　　很多人會問：「如果沒有專科醫師協同評估，貿然直接進行療程，或是在

醫師流動率高的醫療機構進行療程，會有什麼風險或後果？」通常，我會強烈建議要先確認牙周健康再進行植牙或牙齒矯正療程。

在我的門診中，有一類患者是已經在其他院所接受過植牙相關療程，但因為被診斷告知有牙周病問題，被建議至牙周專科評估治療。通常在外院已經接受過植牙或正在進行牙齒矯正療程的患者，來找我治療牙周病或植體周圍炎時，我們都心有餘而力不足，很難幫上忙…。主要是因為如果植牙後已經發生植體周圍炎、未來可能因重建需要更改舊的植牙設計，但患者在他院植牙時植入的植體品牌和院內所使用的植體不見得相容，此時我們就無法解決患者的問題，只能請患者找原醫師治療，或請原醫師安排患者到習慣的合作醫師。也因為這樣，我總是建議患者植牙前一定要謹慎評估，要有長遠規劃、不要貪小便宜，因為修理舊的植牙或二次植牙費用會更高、時間可能更久，效果也可能不佳。

此外，無論是牙周病或是植牙都屬於長期的療程，萬一主治醫師更動執業地點，都很可能會需要更換醫師或造成後面沒有醫師接手，變成植牙孤兒。我從執業開始就一直在同個診所服務至今已將近 20 年，部分患者超過 10 年以上仍持續規律追蹤，這部分在牙周病和植牙領域也是很重要的部分。

此外，若在矯正療程中有牙周病問題，會需要牙周病科的醫師協同評估治療的案例也不少見，例如以下案例的患者就是在矯正過程中發生牙齦萎縮需要治療。

患者因為刷牙疼痛來看診，檢查後發現其有牙齦退縮、角化牙齦不足及牙根外露等狀況。這樣會造成口腔衛生不易維持、牙菌斑堆積、牙周問題持續惡化的惡性循環。這個案例的處理方式，我們會在後面的章節再仔細說明。

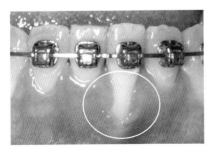

⬆ 矯正過程發生牙齦萎縮導致牙根外露。

通常在做牙齒矯正前，尤其是成人，建議先確認自己有沒有牙周相關問題，或是找有分科合作制度的醫療院所。如前面所提，完整的專科醫師協同治療十分重要。身為牙周專科醫師，我的協同治療醫師群也都是固定的，這樣在轉診方面才會有默契並且順暢。

畢竟每位矯正專科醫師針對同一位患者的治療方式、拔牙或不拔牙、矯正器的選擇、矯正骨釘的運用可能都會有很大的差異。因此如果不是我固定合作的矯正專科醫師，若在矯正期間發生牙周病問題，我通常也很難協助，這類患者我就建議請原矯正醫師推薦有合作的牙醫師，不建議來找我評估與治療牙周病。

🦷 矯正 + 牙周 + 贗復跨科治療案例

❶ 經矯正專科醫師治療後，由牙周專科醫師執行牙周整形手術（牙冠增長術），再由贗復專科醫師接續全瓷貼片療程

這位患者接受全口齒顎矯正治療完成後，雖然牙齒已經排列整齊，但牙齒外觀似乎和「美」還有一段差距。

在我幫他評估之前，矯正醫師已經有告知，因為上顎左右兩邊側門牙是「釘狀齒」（peg lateral），預計拆除矯正器之後，應要做牙套或是全瓷貼片改善形態，把牙齒的縫隙關閉。

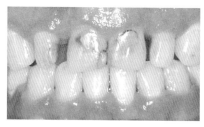

⬆ 牙齒形狀過小的「釘狀齒」讓前牙產生明顯縫隙，需用牙套或貼片來關牙縫。

❷ 牙齦發炎紅腫、牙縫大,先以環口全景 X 光片評估治療計劃

通過口內檢查及環口全景 X 光片檢查,我們發現牙齒和牙齦有這些問題:

- **牙齒蛀牙、補牙變色、外型扁短**

  患者牙齒本身有齲齒、樹脂補牙處有變色和縫隙問題;在門齒寬度和長度的比例方面,美觀的門齒寬度和長度比例約為 80%,但目前大約是 60%,所以牙齒普遍看起來都扁扁短短的。

- **牙齦發炎,笑露牙齦影響美觀**

  除此之外,牙齦也有紅腫發炎的狀況。利用牙周探針探測檢查,我們發現牙周囊袋普遍較深,探測時也很容易出血,這是一種牙齒萌發異常(altered passive eruption)現象,會造成一部分牙冠被牙肉覆蓋住而沒有完整露出來。當牙冠本身被過多牙肉覆蓋,除了美觀問題,也會容易藏污納垢造成牙周健康不易維持。

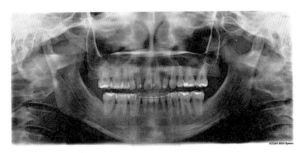

⬆ 環口全景 X 光片:牙齒有蛀牙、補牙變色、牙縫大、比例不佳等問題。

❸ 評估微笑露牙齦的原因

在外觀方面,通常牙齒本身、牙齦和嘴唇框架位置會影響微笑曲線與美觀。經過分析後我們發現患者有「笑齦」(gummy smile)的情況。很多患者也都有類似的問題,會在意外觀卻不知原因為何或該怎麼處理。

經過研究統計，在一般人或是牙醫師的眼裡，微笑時若超過 4mm 以上牙齦外露，就會顯得不美觀。「笑齦」依原因可分為很多類型，時常並不是單一因素所致，需要完整檢查分析與診斷，有時可能需各領域專業醫師綜合治療。

- **骨骼**：若是上顎骨過多（vertical maxillary excess），常需要由口腔外科醫師或整形外科醫師評估執行正顎手術。
- **牙齒的位置**：上顎前牙區暴牙或是過度增長，此類型是由齒顎矯正專科醫師來評估調整牙齒位置。
- **嘴唇**：上唇過短（short lip）或是活動範圍過大（hypermobile），也常由牙醫師或是整形外科醫師評估治療。
- **牙齒萌發、發育異常與牙周疾病**：特色是一部分牙冠被牙肉覆蓋住而沒有完整露出來。牙齒萌發異常的盛行率大約 10%，可能是單純牙齦問題、或是同時具有牙齦與齒槽骨的問題，另外也有一類屬於牙齦過度增生疾病。此時適合由牙周專科醫師來評估執行，治療方面常配合雷射設備執行牙冠增長術。（雷射可同時達到「切割」與「止血」的效果，不太需要縫合，也能讓傷口較小、癒合速度較快）

　　綜合以上，正式治療計劃需要同時考量牙周與牙齒修復來做評估。以現在的牙科技術，此案例適合套用數位微笑設計（DSD：Digital Smile Design）概念來溝通設計治療計劃。

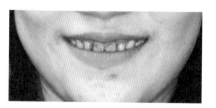

⬆ 治療前患者的上排前牙近照。

🦷 牙冠增長術 + 全瓷貼片案例

牙冠增長術改善笑露牙齦，全瓷美學陶瓷貼片重建完美笑容

❶ DSD 數位微笑設計：預見試戴術後笑容

　　經過口內掃描與咬合記錄，參考牙齒、牙齦的比例與相對關係，並分析嘴唇微笑曲線及臉部外觀；我們和牙技師一同設計牙齒形態後，利用特殊臨時材料暫時放入口內，這樣能讓患者預見、體驗到我們未來成品的設計方向，類似買衣服可以試穿的概念，明確知道自己是否喜歡或適合。

　　經過這個步驟，患者馬上就能夠理解我們給予的建議計畫：我們預計先以牙冠增長術使牙齦與齒槽骨修正至符合美觀和生理型態，改善每顆牙齒寬長比，並且牙齦線能和嘴唇協調，待牙齦狀況穩定之後，再以全瓷貼片修復牙齒。

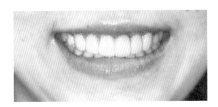

⬆ 「試戴」DSD 數位微笑設計分析完美比例的齒型。

❷ 牙冠增長術：牙齦整形，不再笑露牙齦

　　為了使手術精準度提高，我們製作了手術模板作為牙冠增長術的輔助。手術的範圍是上顎前牙區域共 6 顆牙齒。手術中戴上手術模板，能夠幫助我們準確地把牙齦和齒槽骨精修在計畫的位置上。

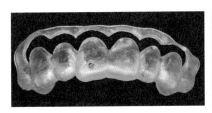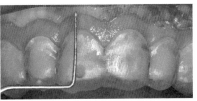

⬆ 使用手術導板輔助「牙冠增長術」，將牙齦精準修復到預計的位置。

牙冠增長術術前和術後的比較，我們已經改善牙齒的長度並且使牙齦線協調。同時牙齦的顏色也從暗紅色改善為健康的粉紅色。

通常這類手術後我們可能會追蹤 3 – 6 個月左右，待牙肉完全穩定後開始製作前牙的假牙或是全瓷貼片。

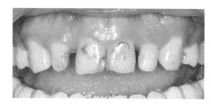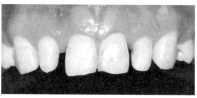

⬆ 術前術後對比，牙齒明顯「長高」了。

❸ 全陶瓷貼片：微創研磨，齒形自然逼真

六顆前牙利用全瓷貼片修復；它針對先天牙齒形態不佳的釘狀齒，能夠有改變形態的效果。全瓷貼片使用的是二矽酸鋰（lithium disilicate），硬度接近琺瑯質，並且能依照需求選擇適合的顏色或透光度，所以黏著在牙齒後能擬真自然且看不出人工痕跡。

將牙齒表面保守製備，通常貼片厚度只需要 0.3 – 0.5mm （如果是製備成牙冠通常至少需 1.0mm 以上）。利用數位口腔掃描機取得牙齒 3D 數位模型檔案，精準度極高可取代傳統印模。和數位牙技師配合，經過數位全瓷設計（CAD：電腦輔助設計）與數位研磨機 （CAM：電腦輔助製作） 製作出高品質成品，並且在門診經過牙齒與貼片表面處理後，使用黏著劑把貼片黏著於牙齒。

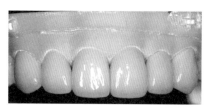

⬆ 六顆全瓷貼片在 3D 數位模型上的模擬成品。

在網路論壇上常有人詢問「牙冠增長術」的手術經驗，也有許多網友分享牙冠增長術後變漂亮的樣子，若您對外觀非常要求，希望笑起來更美，牙冠增長術搭配陶瓷貼片療程可達到「牙齒微矯正」效果，讓您擁有更完美的「微笑曲線」。

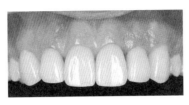

⬆ 牙冠增長術後貼上自然逼真的全瓷貼片上排牙齒照。

最後，看看下面這張患者做完牙冠增長術 + 陶瓷貼片後的牙齒照片，牙齦和牙齒的比例是不是更協調、看起來美多了呢？

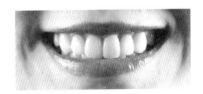

雖然療程時間比較久，從矯正療程算起超過兩年，所幸醫師與技師團隊的細心治療與堅持患者都能夠信任理解；同時，也體驗到先進的數位牙科技術與高品質材料完善配合，最終治療成果能讓牙齒、牙齦、嘴唇達到完美協調。

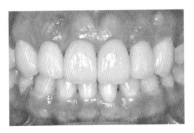

⬆ 牙冠增長術 + 陶瓷貼片療程後，全新升級了前牙美觀區。

案例完整治療

6-5

牙齦萎縮如何補救？
牙齦萎縮的原因、症狀、治療方法

在牙醫門診常常聽到患者表示與詢問：

「我牙齒變得很長，看起來很醜！」

「牙齦一直萎縮，牙齒會不會脫落？」

「牙齒很酸痛，是不是蛀牙了？」

這些反應其實有不少比例和「牙齦萎縮」問題相關。患者可能是從外觀發現到牙根外露、牙齒變得愈來愈長、牙縫變大，或是舊假牙出現黑色邊緣影響到美觀，才意識到有可能是牙齦萎縮。

通常，牙齦萎縮症狀除了上述的外觀變化，牙縫變大也會產生吃東西容易塞住、清潔不易的困擾。另外，牙齦萎縮也會有刷牙疼痛，對冷水、酸性食物或甜食有敏感的情況。此外牙齦腫脹、牙齦發炎流血等牙周病相關症狀，也常常伴隨牙齦萎縮、牙根外露的問題同時發生。

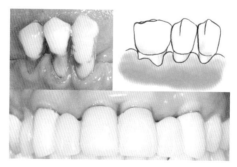

⬆ 上圖：牙齦萎縮、牙根外露實際照片與示意圖。
下圖：前牙假牙因牙齦萎縮造成舊假牙黑色邊緣露出。

如果不幸開始有上面這些牙齦萎縮相關症狀出現該怎麼辦？牙齦萎縮還可以恢復嗎？我們在這個章節為大家說明「牙齦萎縮的原因及症狀」，也跟大家分享牙周專科醫師如何補救萎縮的牙齦，以及分享幾個牙齦萎縮治療的方法及案例。

為什麼會牙齦萎縮？

在說明牙齦萎縮改善方式前，我們先透過牙齦構造和牙齦顏色的變化，來說明如何判斷牙齦萎縮以及是什麼原因造成了牙齦萎縮。

什麼是健康的牙齦？

牙齦英文為 gingiva / gums，是一種在牙齒底下的組織。在健康的狀態下，牙齦和牙齒的齒頸部或是底下的齒槽骨有緊密連結，它覆蓋在牙根表面，具有保護的作用。

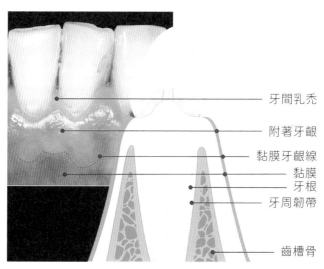

🔼 無牙齦萎縮的健康牙齦示意圖，在齒頸部的牙根會被牙齦（附著牙齦）覆蓋。

正常的牙齦顏色會呈現粉紅色，和口腔黏膜的亮紅色（shiny red）不同；若牙齦開始變成暗紅色，則要注意有可能是牙周病初期症狀，並可能造成牙齦萎縮的問題。

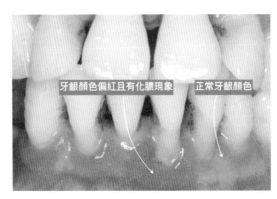

牙齦顏色偏紅且有化膿現象　　　正常牙齦顏色

⬆ 正常牙齦顏色與牙周病牙齦顏色比較，健康牙齦呈現粉紅色。

　　從下面這張牙齦萎縮的圖片可以看到，牙齒健康時，牙周組織會緊密地貼附在牙根表面；如果牙齦萎縮了，牙根可能會外露（2），牙周囊袋也可能變深（3）。牙根外露和牙周囊袋深度的總和，就可以代表實際牙周流失量。

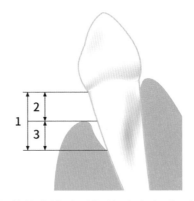

⬆ 牙齦萎縮示意圖，牙齦萎縮會導致牙根外露（2）與牙周囊袋變深（3），而總和（1）即為牙周流失量。

依照美國牙周病學會的定義，牙齦萎縮指的是在牙齦頂段邊緣部位的牙周組織往牙根方向位移，導致患齒的牙根暴露出來，從外觀上看起來就好像是牙齒變長的感覺。我們的牙齒分為牙冠和牙根兩大部位，其中牙根因為沒有琺瑯質保護，對於蛀牙的抵抗力較差，因此若有牙齦萎縮導致牙根表面外露時，就可能容易產生牙齒敏感或是蛀牙的後果。

牙齦萎縮常見於 40 歲以上的成年人，多半是由於年齡增長、身體機能老化產生的自然結果，但 10~20 多歲的年輕人也可能因不良生活習慣或疾病，而導致牙齦萎縮提前發生。根據「The etiology and prevalence of gingival recession」這篇 2003 年美國研究顯示：18~64 歲中超過半數的人口，以及 65 歲以上年長者有 88% 有牙齦萎縮問題，影響範圍可能是局部或全口，並且嚴重程度隨年齡增加。

而在牙周病專科醫師的例行檢查中，除了檢查有無牙周病，也會特別留意牙齦萎縮的程度，針對牙齦萎縮量會特別登記在全口牙周檢查表中，配合 X 光片評估齒槽骨的狀況，才能有正確客觀的評估與診斷。

全口牙齦萎縮最常見的兩大主因：牙周病和外力

導致全口牙齦萎縮的原因有很多，除了最常見的牙周病之外，不當刷牙方式與牙刷種類、牙齒排列不整、假牙不密合、因磨牙造成的牙齒磨耗、缺牙，甚至是抽菸或遺傳等都有可能造成。

牙齦萎縮是牙周病的警訊之一，如果口腔衛生不佳，沒有良好的潔牙習慣，牙菌斑會漸漸累積成牙結石，造成牙齦炎與牙周病。牙周病也會造成齒槽骨破壞，當齒槽骨被破壞後，牙齦便會因為失去齒槽骨的支撐繼而萎縮。

要提醒牙齦萎縮患者注意的是，如果是牙周病造成的牙齦萎縮，齒槽骨已嚴重受損的話，這類牙齦萎縮是不可逆的，通常很難再長回來。因此一定要及時治療牙周病，儘量控制、減緩，避免牙齦萎縮的情形快速惡化。

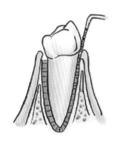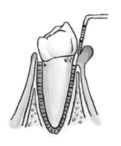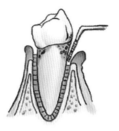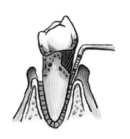

⬆ 牙周病造成的牙周流失與牙齦萎縮示意圖。

🦷 因刷牙方式或其它因素造成的牙齦萎縮

　　某部分牙齦萎縮的患者口腔衛生狀況不差，牙齒和牙齦看起來也都沒有明顯牙菌斑堆積或是紅腫發炎等問題，但因刷牙方式不正確、刷牙用力過度，或是選擇不適當的牙刷，因而導致牙齦萎縮。

　　在牙刷選擇方面，若使用刷毛過硬的牙刷，長時間力量傷害在牙齒會產生「齒頸部刷耗」（cervical abrasion），進而產生牙齦萎縮現象。美國早在1993 年就有學者發表論文證實，使用硬式刷毛的族群發生牙齦萎縮的比例是顯著較高的。

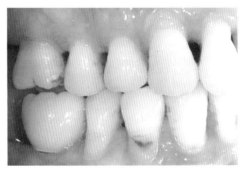

⬆ 齒頸部刷耗示意圖，右上犬齒區至小臼齒的牙齦輕微萎縮；右下兩顆小臼齒牙齦明顯萎縮。

牙刷刷毛太硬和不正確的刷牙方式都會造成牙齦萎縮。局部牙齦萎縮也常見在牙齒排列不整處，因為牙齒排列不整齊會造成清潔不易與局部牙菌斑堆積；同時，排列比較靠近臉頰側的牙齒也常見齒槽骨及牙齦偏薄的情況，所以頰側的牙齦會比較容易萎縮。

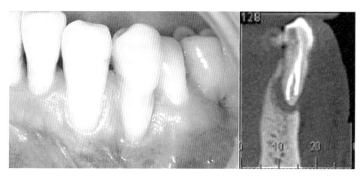

🔼 偏頰側齒列不整造成的明顯牙齦萎縮（左）。電腦斷層照片顯示頰側骨頭完全缺失（右）。

　　除了原生牙齒排列不整，不密合的假牙或是牙齒復形填補也會造成清潔不易、局部牙菌斑堆積、牙齦發炎與齒槽骨萎縮等牙周病相關後遺症，導致牙齦萎縮。另外，接縫比較深的假牙或是蛀牙填補物質，若是侵犯到所謂的「生物寬度」，同樣也會產生上述問題。（請見 P24，1-1）

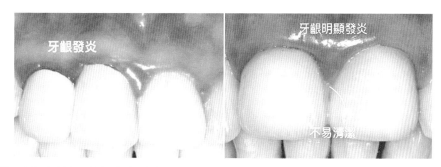

🔼 不密合的假牙會造成清潔不易、牙齦發炎，未來牙齦萎縮的風險比較高。

咬力可能也會導致牙齦萎縮。有嚴重磨牙（bruxism）或有咬緊牙齒（clenching）習慣的患者，會帶給牙周組織壓力導致牙齦萎縮。裂耗（abfraction）是屬於非蛀牙產生的齒質耗損，可能原因就是咬合力傳導至齒頸部時所造成牙齒的微斷裂。

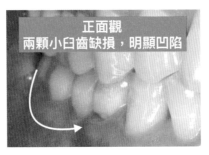

⬆ 咬力所造成的「裂耗」也會導致牙齦萎縮且牙齦變薄。

抽菸也是牙齦萎縮的元兇之一。根據美國的兩篇研究論文顯示，無論是局部或是全口牙齦萎縮、牙周疾病的嚴重程度，都和抽菸有顯著的關聯。

另外，遺傳也可能是造成牙齦萎縮的因素。從牙醫的角度來看，牙齦分為「厚型牙齦」(thick biotype) 和「薄型牙齦」(thin biotype)；根據美國加州大學舊金山分校牙醫學院的統計，亞洲人族群中，不僅薄牙齦佔了較高的比例，牙根也比較短。薄型牙齦族群甚至從斷層掃描攝影分析中可以發現，齒槽骨在牙齒頰側常常呈現天生有裂開 (dehiscence) 或是穿孔 (fenestration) 的現象，這樣的生理構造會造成覆蓋在骨頭和牙齒上的牙齦稍微被破壞就快速發生萎縮的後果。

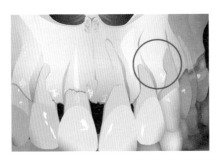

⬆ 薄型牙齦的齒槽骨易造成牙齦萎縮。

缺牙也容易造成牙齦萎縮。如果牙齒不幸因為各種原因導致需要被拔除，丹麥學者在 2003 年所發表的統計數據顯示，通常在拔牙後的一年內，齒槽骨的寬度會減少 50%！齒槽骨萎縮的後果，缺牙處的牙齦當然也就會跟著萎縮。

牙齦萎縮該怎麼辦？

牙齦萎縮的患者常因牙齒敏感、不美觀、吃東西會塞住等原因來找牙醫師評估口腔狀況。確實，牙齦萎縮若放任不理可能產生的問題會有：潛在未處理的牙周病，牙菌斑與牙結石持續堆積使牙齦萎縮加速、牙齒敏感的症狀明顯惡化及牙根齲齒；不協調的牙齦曲線更會影響外在美觀，影響個人的自信心。

除了牙齦萎縮造成的美觀或牙齒敏感問題，許多患者更擔心：牙齦萎縮會恢復嗎？已經萎縮的牙齦還會再長回來嗎？在了解為什麼會牙齦萎縮的原因後，接著我們就來談談牙齦萎縮患者在乎的：「牙齦萎縮如何改善？」讓大家了解牙周病專科醫師會如何治療「牙齦萎縮」問題。

從牙醫師的專業角度來看，牙齦萎縮不見得是可被治療，或是需要治療的。建議還是要請信任的牙周病專科醫師做完整的評估、診斷與建議，再看看什麼方式能改善牙齦萎縮的狀況。通常治療方式可以分為「非手術治療」與「手術治療」，牙周專科醫師會為患者評估牙齦萎縮狀況，若只是輕度細菌感染，牙齒和牙齒間的骨頭沒有被破壞，是有機會透過牙根覆蓋術這類手術方式治療，讓萎縮的牙齦恢復到原來的高度。

接著，就帶大家來了解這兩種牙齦萎縮治療方式：

非手術性牙齦萎縮治療

在非手術性治療方面，會針對牙齦萎縮的原因做不同的治療建議，可能是第一階段的牙周病治療、改良不正確或是過度刷牙習慣、戒菸，或更換不密合的假牙。排列不整的牙齒會由矯正醫師評估，把牙齒和牙根的位置調整到整齊

容易清潔的位置。

　　針對惱人的牙齒敏感症狀，治療大致上可分為「診間處置」與「居家用衛材」：

1. **診間處置**：通常會用氟漆或牙科黏著劑局部處理，目的是阻隔對牙本質的刺激。
2. **居家衛材**：可以考慮使用客製化的氟托與氟膠，幫助牙齒「再礦化」修復牙齒的能力，舒緩敏感現象及預防蛀牙。其次是市售的「抗敏牙膏」，這類牙膏的作用方式通常有兩種：「降低牙齒神經敏感性」或是「封閉牙本質小管阻隔刺激」，臨床經驗是要持續使用至少一個月才會有效果並且需長期使用。

牙齦萎縮手術治療

　　針對牙齦萎縮手術治療，我會先評估患齒本身牙齦萎縮與牙周的情況，並採用經典的「米勒分類法」來分析預測牙根覆蓋術成功率或成效。

米勒分類法

　　米勒醫師在 1985 年提出的分類系統 (Miller's Classification System)，是目前牙周專科醫師常用的一種區別牙齦萎縮嚴重程度方式，並將牙齦萎縮程度分為四類：

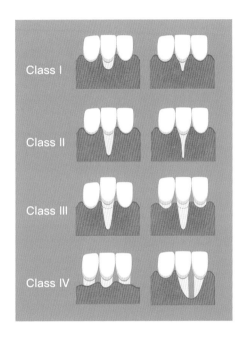

- 牙齦萎縮在米勒分類第一類或第二類時，尚未有齒槽骨或軟組織喪失的情況，我們幾乎能達到完全的牙根覆蓋。
- 牙齦萎縮在米勒分類第三類時，有齒槽骨或軟組織喪失，預期可以達到部分的牙根覆蓋。
- 牙齦萎縮在米勒分類第四類時手術成功率低，不建議執行牙根覆蓋術。通常是用組織移植的方式，把牙齦萎縮牙根外露的位置用「補牙肉」的方式覆蓋。

嚴重牙齦萎縮若需採「補牙肉」的組織移植方式，移植來源可能有以下兩種：

第一種牙齦移植手術是採「自體組織移植」的方式，自上顎第一小臼齒到第一大臼齒之間的顎側結締組織最為合適。手術前我們會客製一個保護裝置，避免傷口流血或疼痛。

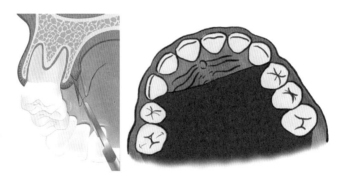

⬆ 上顎自體移植處（左）和術後客製的保護裝置（右）。

第二種牙齦移植手術是採用人工組織，好處是能夠減少一區的傷口。美國的 AlloDerm Regenerative Tissue Matrix 和日本的 Terudermis 都是常用來進行牙齦移植手術的人工組織。只不過因為大多數研究顯示，人工組織在牙根覆蓋術的成功率與長期穩定度比不上自體組織，所以我們還是比較常採用第一種方式。

此外，根據臺北醫學大學在 2007 年發表於牙周研究期刊《Journal of Periodontal Research》的研究顯示：「牙釉增牙周組織再生凝膠劑」(Emdogain) 對於牙根覆蓋術的效果有幫助。

而在牙根覆蓋術中使用「水雷射」輔助，也可以讓我們在牙齦表皮的處理方面更為精準、減少流血與傷口，術後恢復較快。

接下來，我們直接透過案例來說明牙根覆蓋術的療程，也讓大家知道牙周專科醫師如何為牙周病患者治療牙齦萎縮。

案例一：水雷射輔助牙根覆蓋術治療牙根外露、牙齦紅腫流血

患者是一位年約 50 歲的女士，因為右下犬齒愈來愈長、牙齦紅腫容易流血、牙齒搖晃而來找我評估牙周狀況。

檢查後，我發現她全口有嚴重的牙周病，同時刷牙方式也不正確。雙重的破壞造成牙齦萎縮與牙根外露，牙齒過長也會造成美觀不佳，並且更不易維護口腔衛生，造成牙周病愈來愈嚴重的惡性循環。

首先，我建議她先接受完整的牙周病治療，第二階段再評估牙根覆蓋術改善牙齦萎縮。

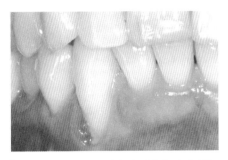

⬆ 牙周治療前：牙齦紅腫發炎化膿。

在第一階段全口牙周病治療後，我們可以看到牙齦流血與化膿現象已經改善，並且牙齦紅腫緩解後顏色也恢復成健康的粉紅色，此時就可以開始評估進行牙根覆蓋術。

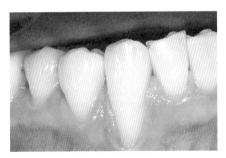

⬆ 牙周治療後：牙齦紅腫症狀已緩解。

患者的牙齦萎縮屬於米勒第一類 (Class I)，但因為牙根比較外凸，可能會影響到完全牙根覆蓋的機率。我建議她接受自體組織移植外，也合併牙周組織再生凝膠劑 (EMD) 與水雷射的優勢，以達到最佳恢復效果。

的確，從術後的照片中可以發現，我們獲得近乎完全的牙根覆蓋效果。改正刷牙的方式後，能預防牙齦繼續萎縮及骨頭喪失，避免牙根蛀牙與牙根敏感。最重要的是，她對美觀的恢復感到十分滿意，再也不必擔心說話時會因為一顆牙齒太長而感到尷尬。

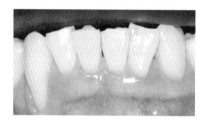 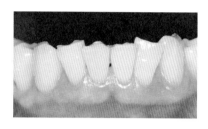

⬆ 牙根覆蓋術前：右下犬齒牙　　⬆ 牙根覆蓋術後：牙根達到完
　根外露，愈來愈長。　　　　　　全覆蓋的效果，同時也改善
　　　　　　　　　　　　　　　　美觀問題。

案例二：水雷射輔助牙周再生術和牙根覆蓋術，治療矯正中的牙根外露

這個案例是一位 40 多歲女性，因為齒列排列問題接受牙齒矯正，每半年按時回診。

有次在詢問她有沒有不舒服的地方時，她描述說下門牙刷牙時會有點痛，結果口內檢查時發現，牙根已經外露約 4 mm，同時也有牙齦紅腫容易流血的問題。我判斷刷牙會疼痛的主因是因為「角化牙齦」太薄了，造成患者不敢刷牙、牙齦發炎和牙周病更嚴重的惡性循環，因此建議她一定要好好接受牙根覆蓋術來拯救這顆牙齒。

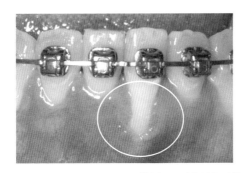

⬆ 在矯正過程中發現牙齦嚴重萎縮，牙根外露約 4 mm。

　　術前分析，這個牙齒屬於米勒第三類 (Class III) 合併牙根外凸，預期可以達到部分的牙根覆蓋。同樣利用自體組織合併牙周組織再生凝膠劑 (EMD) 與水雷射輔助，術後確實改善牙根外露和美觀問題，刷牙不適的症狀也消失了，患者更能夠安心地清潔牙齒並且完成矯正治療。

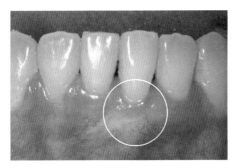

⬆ 牙根覆蓋術後矯正順利完成。

　　患者在接受牙根覆蓋術後，可預防牙齦萎縮及骨頭喪失，保護牙根覆蓋處避免齲齒及可能減低牙根敏感、改善牙齦及微笑美觀。此術式可讓患者擁有微笑曲線與牙周健康，兼顧提升自信與舒適感，避免未來牙齦繼續萎縮與可能拔牙的命運。

案例三：全瓷貼片搭配全瓷冠，治療牙齦嚴重萎縮造成的過大牙縫

　　當牙齦萎縮在米勒分類第四類時手術成功率低，不建議以牙根覆蓋術治療。通常我會建議用全瓷貼片或是全瓷牙套來改變牙齒形態，進而改善牙縫過大的問題。

　　在前面文章分享過的一個上顎前牙區域美觀重建案例，由於嚴重牙周病造成患者的牙齦萎縮、舊門牙假牙位移使牙縫過大且突出形成暴牙。我們在為他拆除舊假牙後，以四顆全瓷牙冠及兩側犬齒陶瓷貼片修復，確保前牙的牙周與咬合穩定，並改善前牙美觀。

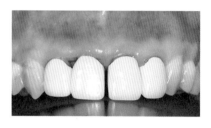
⬆ 牙齦萎縮導致舊門牙假牙位移產生縫隙。

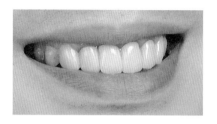
⬆ 全瓷冠＋陶瓷貼片完美修復前牙咬合功能與外觀。

案例四：高難度牙齦萎縮治療：植牙補骨搭配全瓷冠，治療嚴重牙周病拔牙後的軟硬組織缺損

　　若是拔牙後或缺牙，牙齦和骨頭都會萎縮，常造成該處塌陷。這種情況通常治療的難度會更高，需要同時具有牙周手術和植牙專業的醫師，也需要醫師和患者一起努力，才會有更好的治療結果。

　　案例中的患者年約 50 歲，因為嚴重牙周病造成左邊的正中門牙牙齦嚴重萎縮、牙縫變大與牙齒移位。

　　實際上這顆牙齒牙周破壞太嚴重導致鬆動，屬於牙周無救牙，牙齦萎縮也在米勒分類第四類 (Class IV)，預期以牙根覆蓋方式成效不佳。因此，我建議

他拔牙後用人工植牙的方式重建。

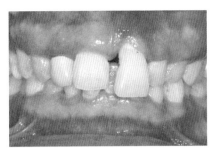

⬆ 嚴重牙周病造成牙齦萎縮、牙齒鬆動、牙齒移位。

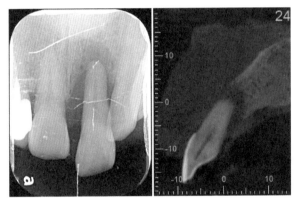

⬆ X 光片和 3D 電腦斷層影像都顯示齒槽骨已經完全破壞超過牙根尖端。

　　像這類牙齦嚴重萎縮植牙的案例，我們會在拔牙後先用「引導骨再生手術」把齒槽骨修復，這樣能使預期會塌陷的缺牙區牙齦避免萎縮，等到骨頭生長好，寬度厚度才適合植入人工牙根。

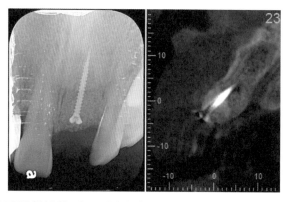

⬆ 嚴重牙齦萎縮植牙，要先修補齒槽骨才能改善植牙的條件。

人工牙根順利骨整合後，我們再以先進的數位掃描技術完成他的全瓷牙冠。整個療程結束，我們發現牙肉不但沒有因為拔牙萎縮得更嚴重，反而變得更美觀，假牙的對稱性也變得比較好。

從齒槽骨的修復與牙周控制，牙齦才不易再度萎縮，長保植牙穩定；門牙外觀上的改善，使患者在說話和微笑時都不再需要遮掩，恢復自信。

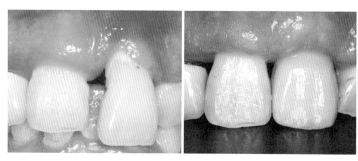

⬆ 嚴重牙齦萎縮植牙療程前後比較。

牙齦萎縮易忽視，徹底治療請找牙周專科醫師

　　牙齦萎縮跡象不是很明顯，一般人並不容易分辨。我的建議是規律定期檢查，才是最好的預防牙齦萎縮方式。

　　在牙齦萎縮治療方面，非常多的患者在一般門診是在牙根齒頸部凹陷處以樹脂填補。這樣雖然能夠減少敏感、恢復牙齒形態，但對於美觀和牙齦萎縮的改善沒有幫助；由牙周專科醫師來評估牙齦萎縮的好處是，因為專業人員才可以鑑別牙齦萎縮的原因、嚴重程度和速度，儘早確認風險高的區域，及時在條件允許的位置積極治療，才能避免牙齦萎縮持續惡化。

6-6
微創水雷射牙齦整形搭配全瓷貼片
完整治療牙齦萎縮

　　接受過齒顎矯正治療，雖然牙齒已經排列整齊，但對於還想要改善美觀、獲得更佳笑容的患者其實不在少數。分析其中原因，情況最多的是牙齒和牙齒之間牙齦萎縮產生黑色三角縫隙、或是對牙齒本身的顏色和型態不滿意。在牙齒矯正治療有其極限的情況下，上述問題可能無法或是不容易改善。

　　在改善前牙美觀區的療程中，我會建議搭配 DSD(digital smile design) 流程來設計微笑曲線。這是因為要打造一個好看、和諧的笑容，眼光不能只放在局部的牙齒，更需要用「由外而內」的順序從整體面向來考慮：先從外觀和嘴唇微笑曲線開始，決定牙齒的位置後，再來參考牙齒和牙齦的比例與走向，最後才進入到牙齒本身的型態，如顏色、形狀、大小等。依照這樣的順序才會有整體美觀的結果。

　　我們常見未透過 DSD 微笑設計流程而直接進行局部假牙或貼片的案例，即使修復完的牙齒是美觀的，但沒有去配合外觀與唇型事先設計好的話，結果可能就不是這麼完美。在這個章節，我將透過實際案例說明牙齒型態位置和牙齦曲線如何影響笑容美觀，以及採水雷射牙齦進行牙冠增長術的治療效果，在醫師、牙技師和高科技設備的配合下，用全瓷貼片打造出更美觀的笑容。

先治療牙齦萎縮與牙齒黑三角，再用全瓷貼片改善顏色、形狀

　　這是一位年約 40 歲的女性患者。從前因為牙齒狀況不佳，在多年前有做過矯正和一般牙科療程，也曾因為缺牙而植牙。因為前牙美觀區有染色與補牙

不美觀的問題，並且懷疑自己有蛀牙而前來諮詢。她對於牙齒的目標是希望能整齊漂亮，笑起來要好看。

患者希望有整齊美觀的牙齒，我們可以從下面記錄口腔狀況的照片中發現，她的牙齒形態和顏色都有改善空間，並且下門牙區有明顯縫隙，這是牙齒本身形狀、牙齦萎縮共同造成的結果，而且這些都是只做齒顎矯正療程難以解決的美觀問題。

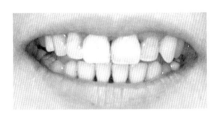

⬆ 治療前的前牙正面照。

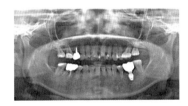

⬆ 治療前的全口 X 光片。

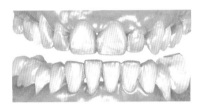

⬆ 透過數位口內掃描機所做的
上、下顎牙齒模型。

為了讓牙周狀況比較穩定，我們先在上顎兩側臼齒區和右下顎臼齒區用微創水雷射的方式治療牙周病，接著才討論到前牙區的美觀問題。雖然她在意的是牙齒的顏色和縫隙，但整體看起來有點怪怪的感覺，她自己卻無法明確描述。

經過一連串的分析資料收集後，我們發現最主要的原因是出在牙齒的中線位置問題。從口內看雖然上下顎牙齒是整齊的，但是從外觀看卻不是在臉部中央。

以下我用照片來說明怎麼對齊「中線」：

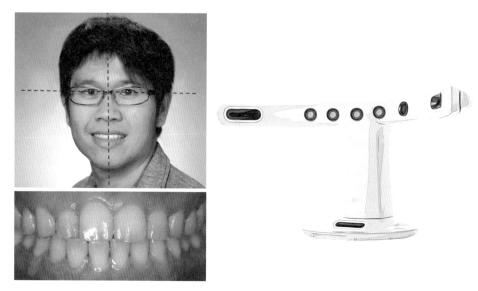

⬆ 葉醫師臉部正面照片。

通常我們會以兩個眼睛的連線當作水平線，從正中央畫垂直線到嘴巴的位置，這條線會作為兩個上面正中門牙位置的參考。如果上面兩顆正中門牙不是排在這個位置，就算牙齒排得整齊，整體看起來可能還是歪的。所以即使我下巴天生往右偏不對稱、下面門牙和上面門牙沒有對齊，但只要上面門牙和臉部是協調的，視覺上就不會偏差太多。

隨著數位科技的進展，現在還有面部掃描的專用設備。經過多鏡頭的攝影和資料收集，我們可以獲得立體的臉部數位掃描影像，不再局限於照片只有平面式的參考。**從外而內去設計牙齒的位置，更能使美容牙科的成品和臉部協調。**

除了牙齒中線之外，牙齦曲線的走向協調性也很重要，因為這會影響到牙齒最終的協調與對稱，在這部分我會把牙齦和牙齒拆開來分析。

從下圖可以看到，牙齦就好像是粉紅色畫框一樣，會決定牙齒在牙齒頸部型態。從我們的角度來看，兩個正中門牙齦和患者的左側門牙的曲線都比較陡峭，不夠圓弧，造成牙齒的齒頸部都看起來窄窄的。

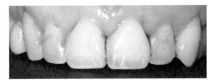 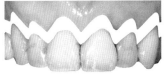

⬆ 門牙牙齦曲線陡，使整體門牙形狀看起來上窄下寬偏三角形。

為了解決以上的問題，我們和牙技師共同做出新一套的設計試戴 (mock up) 到患者口內，此時患者才理解，要整體看起來感覺不會怪異，牙齒和牙齦間的視覺協調性也是重要關鍵。

我們要解決的問題首先是兩顆門牙鄰接的中線位置和臉部外觀要對齊，牙齒和牙齦相連接的牙齦線 (gingival line) 位置也一定要協調，最後才是牙齒本身。治療計畫是先改善牙齦線後，再做全瓷貼片美化牙齒外觀。

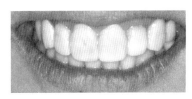 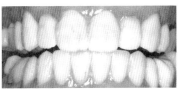

⬆ 用臨時樹脂材料試戴到口內模擬出設計的結果，包含調整牙齒中線、牙齦線、牙齒型態與顏色，與患者詳細討論之後才定案。

🦷 「水雷射牙冠增長術」微創手術的優勢

牙冠增長術是牙周整形的一環，也是我們改善牙齦線的方法。傳統的牙冠增長術是用刀片切開翻瓣，透過高速旋轉鑽針與手術器械修整齒槽骨之後，再用縫針縫線關閉傷口。這種手術方式恢復期較久，但現在我們可以用「水雷射」採取不翻瓣的方式來執行「水雷射微創牙冠增長術」。水雷射讓我們可以從牙齦溝內直接修整到底下的齒槽骨，不需翻瓣也不需縫合，因此傷口小、術後可迅速恢復也不易腫脹。

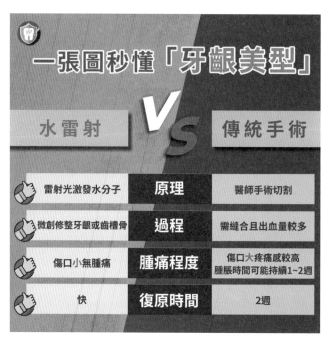

一張圖秒懂「牙齦美型」

水雷射	VS	傳統手術
雷射光激發水分子	原理	醫師手術切割
微創修整牙齦或齒槽骨	過程	需縫合且出血量較多
傷口小無腫痛	腫痛程度	傷口大疼痛感較高 腫脹時間可能持續1~2週
快	復原時間	2週

⬆ 微創水雷射和傳統手術的比較表。

　　我們為患者採水雷射把三顆比較偏向三角形的陡峭牙齦曲線，雕塑成比較和緩的圓弧形狀。

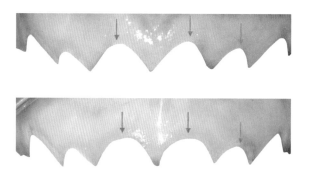

⬆ 使用水雷射牙冠增長術修整牙齦曲線，術前術後牙齦線比較。

微創水雷射牙齦美型讓全瓷貼片和全瓷牙冠更協調美觀

因為採用微創水雷射牙冠增長術牙齦恢復速度較快，我們在術後兩週就開始進行陶瓷貼片與全瓷冠牙套的療程。

配合專業的牙技師團隊和快速精準的數位化流程，其中上顎七顆全瓷貼片和一顆全瓷牙冠，從修型到裝戴黏著在 24 小時之內完成；下顎八顆陶瓷貼片修型裝戴黏著一日完成。

從醫師、牙技師和患者充分互相溝通後，提供適合患者的治療方案，再搭配高科技設備製作出每顆品質穩定的修復體 ，整個療程在軟體技術和硬體設備相輔相成之下，終於讓患者獲得亮白晶透的質感笑容。

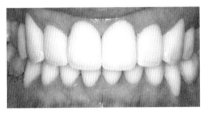 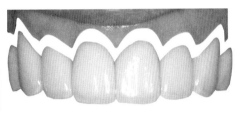

⤴ 採水雷射牙齦整型的牙齦改善了牙齒型態，達到患者滿意的效果。

 案例完整治療

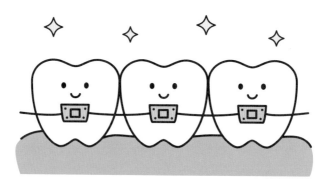

第**7**章

如何避免牙周病找上你？

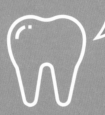

日常生活中如果可以做到正確的刷牙、洗牙習慣，可以幫助預防牙周病；若是初期的牙齦發炎或牙周病，透過牙結石清除和口腔衛教也可以有所改善。

　　但日常該如何做好正確牙齒保健和牙齒保養，是許多牙周病患者都有的共同疑問。在這個章節中，我們要為大家詳細說明正確的刷牙方式、洗牙過程與常見問題，以及在挑選牙刷、漱口水等清潔牙齒工具時要注意哪些細節。

潔牙小知識，
各類牙齒保健工具挑選訣竅

🦷 正確刷牙很重要

究竟一天要刷幾次牙才正確？答案是：「最好三餐飯後和睡前都刷牙。」

由於齲齒（蛀牙）、牙周病的主因都是細菌累積成的牙菌斑；這些牙菌斑肉眼看不見，只能用牙菌斑顯示劑輔助，才可以清楚檢查牙齒表面上是否有殘留。這時就可以知道「刷牙」非常重要！必須透過清潔牙齒將牙菌斑去除，才能降低蛀牙、牙齦炎或牙周病的風險。

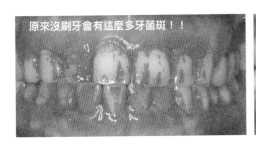

原來沒刷牙會有這麼多牙菌斑！！

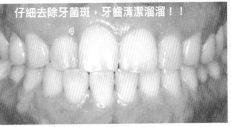

仔細去除牙菌斑，牙齒清潔溜溜！！

🦷 牙齒保健工具挑選

在超市或藥妝店的口腔保健專櫃，總有琳瑯滿目的潔牙工具與用品。我挑選 5 種常見的清潔牙齒工具，來教大家如何選擇和正確使用。

牙刷：如何挑選牙刷？

常有患者會詢問推薦選擇哪種牙刷？通常我們會建議在挑選牙刷時，要注意以下原則：

❶ 牙刷刷頭：

每個人的嘴巴大小、開口度甚至舌頭寬度都有差異，因此適合的大小也有不同。通常選用的原則是以小指末端指節長度為參考，不要超過其長度。

我會建議用比較小的牙刷，甚至成人也可以選用兒童牙刷，主因是口腔有很多死角（特別是後牙區），例如上下臼齒頰側（被臉頰或是骨頭卡住），或是下臼齒的舌側（刷時常有嘔吐的反射）；在門診時常發現患者會忽略的地方須用小牙刷才可以清潔得到。

若使用者的刷頭較大時，刷毛也比較不容易進入牙縫處。小刷頭牙刷在口內比較能做到一些細部按摩或是旋轉等動作。

❷ 牙刷刷毛：

通常我會建議選用「軟毛」牙刷。如果刷毛太硬，當刷牙方式不正確或是力道過大時，容易造成牙齒表面結構的磨損，特別是在牙根處形成明顯的凹陷，這樣也造成不少患者會有牙根敏感的症狀。

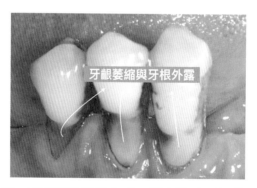

牙齦萎縮與牙根外露

⬆ 牙刷刷毛太硬、不正確的刷牙方式，都會造成牙齦萎縮、牙根外露。

如果現場有樣品測試，可將刷毛在皮膚上來回磨擦，若有刺痛感，就代表刷毛可能太硬了。另外，偶爾我們也會看到「超軟毛」牙刷產品，通常這類牙刷會建議在手術患者的手術區域清潔用。若是在一般情況下刷毛過軟，也可能影響到潔牙效率。

　　刷毛密度通常是 2 ～ 4 排，每排 5 ～ 12 束。此外，也不建議過密的刷毛，因為這樣容易卡到食物殘渣、不易清潔而孳生細菌，牙刷會比較髒。依據美國牙醫學會的建議，刷毛末端不可尖銳或不規則，並且刷毛要耐用，不會在刷牙時脫落。有研究顯示，多向的刷毛比單向的刷毛能更有效率移除牙菌斑。

　　通常會建議每三個月更換牙刷，檢查的方式是看牙刷的刷毛是否直立，這樣刷毛才能貼附牙面確實清除牙菌斑。一但刷毛有分岔時就提早更換。（可參考美國牙醫學會網站推薦認可的牙刷）

牙膏

　　基本上牙膏是一種化工產品，它的成分大部分有：保濕劑、發泡劑、表面活性劑、研磨劑、芳香劑、香料（例如兒童牙膏的特殊味道）、氟化物（防蛀）或是其他輔助成分（例如抗敏感、抗菌或美白等特殊功效）。

　　牙膏主要功能是清新口氣與輔助清潔口腔，我們沒有辦法只依賴牙膏維持口腔健康。清除牙齒表面的牙菌斑與食物殘渣重點是正確的刷牙方式。

200g

漱口水

　　牙醫師也常被詢問漱口水到底有沒有效？牙周病推薦選用哪種漱口水？關於漱口水的種類，其實衛福部食藥署有將漱口水分兩類管理：

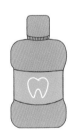

❶ 藥品：醫療用，具有口腔內殺菌消毒功效

例如含有 chlorohexidine gluconate（濃度在 0.1% – 0.2%）或 cetylpyridinium chloride（濃度在 0.045% – 0.1%），依藥事法以藥品管理。

❷ 一般：一般供清潔口腔之漱口水

一般漱口水則依商品標示法，以一般商品管理。而衛福部食藥署自 2021 年 7 月 1 日起已公告，將一般牙膏、漱口水納入化粧品管理，例如含氟漱口水含氟量需在 1500ppm 以下。目前一般牙膏、漱口水均須符合化粧品衛生安全管理法規定，產品需全成分標示、符合禁限用成分規定與微生物容許量標準、製造廠須符合我國化粧品設廠標準等。（請參見下方衛福部 QRCODE）

漱口水功用與使用方式

不同用途的漱口水成份會不同，通常主要是預防蛀牙（含氟漱口水）、牙周病（具有抑菌或殺菌成份）。

漱口水只能當口腔衛生輔助用。單獨使用因欠缺刷牙的機械力，並不能清除牙菌斑，故無法取代牙刷、牙線與牙間刷。因此口腔衛生不佳，單用漱口水是沒有幫助的。

大多在特殊情況也會使用，例如急性發炎、口腔手術前用來降低口內細菌量、降低感染機會、手術後不易清潔牙齒時。

我們較常使用含 0.1 – 0.2 % chlorohexidine(CHX) 的漱口水，因為它有較佳的抑菌性質。但長期使用 chlorohexidine (CHX) 漱口水超過兩星期以上，有些人可能會有口內刺激、牙齒色素沉澱、舌頭色素沈澱、味覺改變的狀況。過度使用也可能改變口腔細菌叢的平衡，反而更不利！

衛福部食藥署針對漱口水牙膏說明

最後，部分漱口水可能含有酒精成分，它對口腔內的傷口會影響癒合。因此手術後、口內破皮潰瘍時、口腔黏膜較敏感的人，通常是比較建議用不含酒精的漱口水。

沖牙機

牙菌斑覆蓋在牙齒和牙齦，是導致蛀牙及牙周病的主要原因。常有患者使用沖牙機取代牙線或牙間刷，但這樣真的能沖得乾淨嗎？事實上，沖牙機能夠將殘留在口內的食物殘渣去除，卻無法將牙菌斑沖掉。

牙醫師的建議是：沖牙機可當成輔助牙刷工具，輔助清潔牙縫或牙橋下的食物殘渣，但不能夠替代牙刷、牙線及牙間刷。

在沖牙機使用方法部分，要注意水壓及水柱方向。沖牙機的水壓不應過大，避免傷害牙齦；水柱方向要往牙齒噴，不要朝牙齦或是正對牙齦溝噴，這可能會造成牙齦組織受傷或產生剝離。

電動牙刷

許多患者也常問到，電動牙刷效果有比較好嗎？現在的電動牙刷很普遍，也標榜各種優點，例如有些電動牙刷有計時功能、回饋刷牙力道或是提醒刷牙的位置等功能。

針對清除牙菌斑的效率，電動牙刷確實能夠在較短的時間內達到同樣的效果，因此一般民眾使用率也比以往提升。但是針對牙縫的清潔，電動牙刷同樣無法完全清潔徹底，仍然是需要利用牙線或牙間刷。此外，使用電動牙刷若在同一個位置停留過久，長期也可能造成牙根部的磨損 (abrasion)。

原始的電動牙刷設計，是給手部或手腕關節肢體不方便的人使用，例如老人、小孩、中風、腦性麻痺等。但是電動牙刷無法完全清潔到牙縫，因此仍需由家屬或看護者協助使用牙線或牙間刷清潔牙縫。以牙醫師的觀點來說，如果能正確使用牙刷、牙線或牙間刷並且做好日常清潔，電動牙刷並非必備。

7-2
正確的刷牙方式

養成正確洗牙、潔牙的牙齒保健習慣，牙周病是可以預防與早期治療的！

口腔衛生不佳或是清潔方式不正確，都會使牙菌斑、牙結石堆積在牙齒周圍，進而演變成牙周病。正確的刷牙方式是要使用牙刷、牙線和牙間刷把牙齒的每個面都清潔乾淨，尤其是晚上睡前的刷牙最重要。因為睡覺時口水分泌較少，自清的作用比較差，若有殘存食物殘渣，會更增加細菌的養分來源。

改良式貝氏刷牙法

牙刷握法

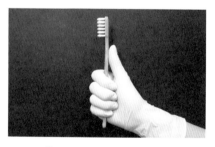

⬆ 貝氏刷牙法握法。

刷牙順序

我會建議要有固定的順序，才不會有些地方忘了刷。例如：從上顎外面開始（右後、前牙、左後），繼續至上顎裡面（右後、前牙、左後），最後再刷咬合面。再來下顎採一樣的順序，就會全口都有清潔到。

刷毛位置和角度

　　牙刷刷毛接觸在牙齒與牙齦交接處，刷毛和牙齒呈大約 45 度 -60 度角，稍微把刷毛伸入牙齦溝。在兩顆牙齒左右的範圍內，做水平方向短距離前後運動，來回大約刷 10-15 次。

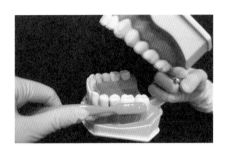

牙菌斑顯示劑

　　含有食用色素的染色劑，可以把殘留的牙菌斑顯示出來，當作有沒有刷乾淨的參考。

Q 沒吃東西也要刷牙嗎？

A 要！口腔內的細菌種類數目龐大，這些細菌吸附在醣蛋白成份後，黏附在牙齒表面上就形成「菌落」。而細菌也會靠口水養份生存繁殖，通常在刷過牙後的幾小時內，細菌又會開始再度累積，因此牙菌斑形成和吃東西有關但非絕對相關，即使沒有進食，牙菌斑也會形成。

 牙菌斑
顯示劑

 貝氏刷牙法
刷牙影片

　　牙齒有五個面，牙刷可以清潔其中三個面（頰側面、舌側面、咬合面），至於鄰接面就需要使用牙線或是牙間刷來做清潔。

🦷 牙線的使用方法

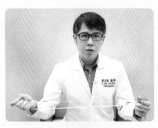

❶ 取大約 45 公分長的牙線。

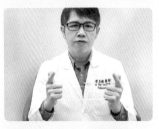

❷ 兩手的中指分別纏繞牙線，中間保留大約 15 公分的區段。我們可以利用手來調整牙線，由乾淨的區段來清潔牙齒。

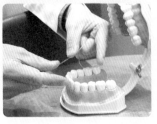

❸ 利用兩手的食指與拇指繃緊牙線後清潔（建議可以使用鏡子來輔助），這樣才能觀察到現在正在清潔的牙齒位置。

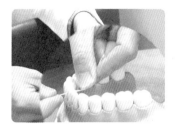

④ 牙線進入牙縫後，從牙齒側邊滑進牙齦來回大約 5 次，由此類推把每一個牙縫都清潔。

在我的門診經驗，不少病患的主訴是：「用牙線清潔牙縫的時候，牙肉會很痛。」

事實上，經過口內檢查之後，日常生活一般有習慣使用牙線值得鼓勵，但牙線使用方法卻常鬧 NG。最常見的是因為牙線壓迫到牙肉導致牙肉受傷。正確做法是要讓牙線順著牙齒表面磨擦清潔，以下用實際照片來說明：

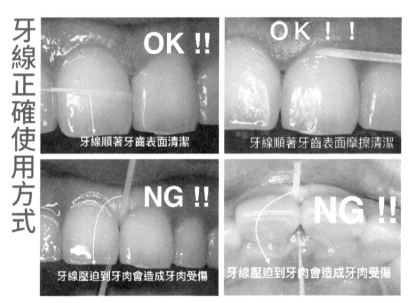

↑（上圖）正確的牙線使用方式／（下圖）錯誤的牙線使用方式。

此外，牙周病患者因為牙縫較大，我還是建議必備牙間刷，因為牙周病的牙齒在鄰接面處有時會有明顯的凹陷，一般牙線無法完全清潔徹底。

🦷 牙間刷

牙齒有五個面要清潔，其中鄰接面只能用牙線或牙間刷清潔。牙周病患者因為牙縫較大，我們會建議清潔必備牙間刷，因為牙周病的牙齒在鄰接面處由於牙齦退縮及牙根外露，此處牙根的形態變異性很大，有時會有明顯的凹陷，因此一般牙線無法完全清乾淨。

🦷 牙間刷的使用方法

牙間刷適用於清潔牙縫（鄰接面）處，建議用鏡子輔助才能看到牙縫的位置。牙間刷沾水後放入牙縫內，在牙縫內分別靠著前後牙輕刷 3～5 下，也建議再從舌側往頰側清潔會更徹底。

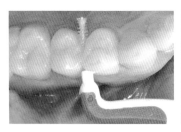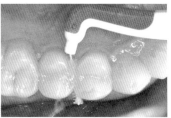

當牙間刷放不進牙縫時，不要用力放入，通常是選用大小不適合或角度不正確。這邊提供牙間刷規格給大家參考：

> ### 牙間刷規格有哪些？
>
> - 1 號 SSS：最小通過徑 0.7 mm
> - 2 號 SS：最小通過徑 0.8 mm
> - 3 號 S：最小通過徑 1.0 mm
> - 4 號 M：最小通過徑 1.2 mm

🦷 牙線、牙間刷使用Q & A

Q1 使用牙線牙縫會不會變大？

Ⓐ 正確使用牙線並不會造成牙縫變大。因為健康的牙齒在生理上具有可回復性，不會因為暫時力量的壓迫就造成牙齦萎縮。

Q2 牙線棒很方便，是否可以取代傳統的牙線呢？

Ⓐ 雖然使用牙線棒比較簡易，但是牙線棒的牙線部份很短，僅有 1-1.5 公分，除非一直更換新的牙線棒使用，否則它沒辦法像一般牙線可以輪替。用已經污染的牙線部分去清潔不同牙面，容易把前幾顆牙齒清潔下來的牙菌斑污染到後面待清潔的牙縫。因此，牙線棒不是我推薦的牙縫清潔工具。

Q3 如果感覺沒東西卡在牙縫，就能不使用牙線或牙間刷嗎？

Ⓐ 在前文有提到，即使沒吃東西，牙菌斑仍然會累積。因此，建議就算沒有吃東西，每天仍然要用牙線和牙間刷。

Q4 要先用牙刷還是牙線潔牙？

Ⓐ 根據 Mazhari 在 2018 年於美國牙周病醫學會期刊中發表的論文指出，先使用牙線清潔牙縫，再用牙刷刷牙的話，和相反的順序相比，能夠去除比較多的牙菌斑。此外，先用牙線的組別，氟離子濃度較高，顯示牙膏含有的氟化物較容易被吸收，因此有機會降低蛀牙率。

Q5 牙周病會不會傳染？

🅐 2005 年曾有荷蘭學者針對牙周病細菌和傳遞方式做文獻回顧探討。他們發現牙周主要致病菌有 A. Actinomycetemcomitans 和 P. Gingivalis；前者的垂直（父母⇄子女）傳染相關性達到約 30%-60%，後者比較罕見。至於水平（配偶之間）傳染相關性，前者大約是 14%-60%，後者是 30%-75%，說明了牙周病菌可能是會經過口水傳遞的。因此家人共餐時，還是要盡量避免互相傳遞口腔細菌。

從我們的角度來看，細菌的傳遞並不代表細菌一定會累積。最好要在用餐後好好的把食物殘渣、細菌、牙菌斑徹底清潔，避免累積成為牙結石，才是避免發生牙周病或牙周病惡化的最好策略。

Q6 用鹽水消毒有效嗎？

🅐 在我的門診曾遇過不少患者會使用一些偏方來自己處理口內問題，「利用鹽水消毒」就是其中一項。通常這並不是我會建議的方式。雖然食鹽本身並沒有毒性，但如果是直接塗抹或是鹽水的濃度過高，甚至還可能會造成反效果。

會使用鹽水消毒的患者，大多是用在「嘴巴破」或是「漱口消毒」兩個目的：

❶ 如果口內有潰瘍或是傷口，直接塗抹的方式不但不會使傷口癒合，反而會過度刺激口腔黏膜造成癒合不良。

❷ 若是口內曾接受過手術治療或拔牙，有些患者也會自己拿鹽水來消毒。他們常會誤以為濃度愈高愈有效，甚至有些人還認為含鹽水如果沒有痛一下是不會達到殺菌的效果，但這樣其實是反而不

利於傷口癒合。

在牙科的經驗，只有少數因為拔牙後發生的乾性齒槽炎會建議使用生理食鹽水或漱口水，其餘方式我會建議和牙醫師討論後再看看是否需要使用。

至於針對預防牙齦發炎或牙周病，研究顯示用鹽水漱口是無效的。這是因為當牙菌斑附著時，還是要用刷牙工具利用摩擦力才有辦法清除。因此，還是要回歸到正確的刷牙方式與定期檢查，才能有效預防牙齦炎與牙周病。

7-4
正確洗牙小知識

　　再怎麼認真清潔牙齒，口內也一定會有一些死角是刷不到或是我們容易忽略的地方。因此健保半年給付一次全口牙結石清除的療程，目的就是讓患者能定期檢查、清潔，追蹤與治療。牙周狀況或條件較差的患者，甚至三個月就需要做一次檢查、清潔與預防。

　　洗牙又稱為「牙結石清除術」，目前牙醫大多數是使用超音波洗牙機，利用振盪方式清潔牙齒表面上的牙菌斑、牙結石或污垢。洗牙過程中洗牙機頭震動的頻率大約每秒 25000 到 42000 次、震動幅度大約是 0.006 到 0.1mm 左右，通常會同時噴水降溫，在正確的操作下，並不會傷害琺瑯質。

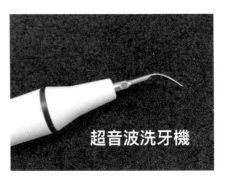

超音波洗牙機

⬆ 洗牙用的超音波洗牙機，可有效清除牙根表面牙結石。

🦷 洗牙Q & A

Q1 洗牙會痛嗎？

Ⓐ 有些人會覺得洗牙很痛，這是因牙結石的位置多在牙根處和牙齦牙齒交界處，洗牙過程通常會有牙齒酸痛的狀況，是因為牙根表面受到降溫水或是口腔內水氣流動刺激所致。

Q2 洗牙為什麼會流血？

Ⓐ 洗牙時牙齦可能會出血，這是代表牙齦或牙周有發炎的狀況。經過清潔後，配合良好的口腔衛生，牙齒酸痛和牙齦出血的狀況就會改善。

Q3 洗牙後為什麼牙縫變大、牙齒也變得比較敏感？

Ⓐ 洗牙去除牙結石或是接受牙周病療程後，會感覺到牙縫變大，這是因為原本佔據牙縫空間的異物消失，並且感染源移除後，牙齦發炎情況改善而消腫的正常現象。比較嚴重的牙周病患者，常常牙根表面會覆蓋較多牙菌斑與牙結石，牙結石去除後，牙根露出在口腔環境中，就可能會有遇溫度和刺激性食物時發生敏感現象。此時要有良好的口腔衛生，牙齒內部會漸漸沉澱齒質，敏感現象就會隨時間慢慢減低。若有持續敏感的問題，可考慮使用抗敏含氟牙膏或是氟膠輔助。

Q4 應該要多久洗一次牙？

Ⓐ 健保有給付一般民眾每半年一次洗牙，而孕婦則是三個月一次。懷孕婦女在孕期間內分泌改變，口腔清潔不佳時更容易造成牙齦發炎流血或是肉芽組織增生，這些狀況會加重牙周病。研究顯示，嚴重牙周病孕婦患者，新生兒體重過輕或早產的風險會增加。因此牙醫師公會建議，放寬孕婦健保給付洗牙時間，間隔三個月洗牙一次。

此外，如果有系統性疾病的患者，例如糖尿病、口乾症、腦血管疾病、血液透析及腹膜透析患者、使用雙磷酸鹽類或抗骨鬆單株抗體藥物患者、惡性腫瘤患者，經醫師診斷後有需要也能縮短洗牙的間隔時間。

第 8 章

另類牙周病輔助治療
有效還是無效？

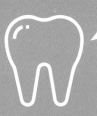

在牙科或牙周病治療的領域，與大部分西醫科別類似，針對治療疾病有沒有真實效果，大多都會用實證醫學的角度來判斷。在前述章節所講的牙周相關治療方式，基本上大部分是公認合理的治療流程，而在這個章節，我將會討論兩項另類與牙周病相關的議題，供大家參考。

8-1
高壓氧和牙周病的關聯

🦷 高壓氧治療是什麼？

氧氣是維持生命所必需，它能幫助人體的發育與生長；氧能夠加速血管新生與細胞增殖，因此能縮短傷口癒合的時間。高壓氧治療則是讓病人在密閉的壓力艙內，提供百分百的純氧氣，讓患者用自然呼吸的方式使用。因為艙內的壓力通常會加到 1.4 大氣壓以上，等於提供患者平常空氣中所呼吸的至少 7 倍以上氧含量。

此外，依照亨利定律 (Henry's Law)，環境的壓力變化會使血漿中溶解的氧氣量增加、組織內的含氧量提升，因此，當傷口或病變組織的氧分壓變高，能有以下的效應：

❶ 血管收縮 (vasoconstriction)
❷ 血管新生 (angiogenesis)
❸ 纖維母細胞再生 (fibroblast proliferation)
❹ 增強白血球殺菌能力 (leukocyte oxidative killing)
❺ 抑制厭氧細菌

基於此理論，高壓氧治療對於外科治療的傷口，有減輕術後腫脹水腫、加速傷口癒合、減低感染等效益。另外研究顯示，氧氣的距離 (diffusion distance) 達到三倍，對於血液循環不良者（例如腦缺氧、糖尿病、末梢血液循環不良、癌症放射線治療）能有輔助療效。

高壓氧在牙科的應用，最常見是對於放射線骨壞死的患者。此類患者主要是因為癌症接受放射線治療，顎骨會產生細胞變少 (hypocellular)、血液供應變差 (hypovascular)、組織缺氧 (hypoxic tissue) 等後遺症，因此採用高壓氧治療來維持組織活性。

高壓氧對牙周病治療是否有幫助？

在牙周病相關部分，著眼在高壓氧理論上的好處，近年來也有許多學者針對高壓氧輔助治療牙周病，探討是否真的有效果。

加拿大的學者研究指出，認為牙周病治療後有做高壓氧輔助的話（連續 5 天），短期會有比較好的治療效果。中國學者的研究，認為有做高壓氧治療（牙周病治療後 10 次，每次 90 分鐘），厭氧菌會下降，對療效有幫助。曾有一篇印尼的研究顯示，比較單純牙周病治療，以及牙周病治療後接受 8 次或 16 次高壓氧（每次 90 分鐘），結果傾向牙周病治療如果有做高壓氧，對於治療結果有些許幫助。

從我的角度來看，在牙周病相關的部分，我暫時只會把高壓氧治療當作是輔助、另類療法的角色。因為牙周病治療建議還是著重前面章節所描述，並且長期的口腔衛生才是最重要的。本章引述的參考文獻都不是在比較有公信力的期刊所刊登，並且各個文獻中高壓氧治療在牙周病的療效極小，時間成本也不是很實際，平均都要再花一週多次接受高壓氧療程；與其花費時間，倒不如把牙齒好好地刷好。

高壓氧與人工植牙的關聯

在台灣可能有不少人注意到，除了醫院有高壓氧設備以外，愈來愈多西醫診所或牙科診所也標榜高壓氧的優點。在人工植牙的療程部分，也認為高壓氧

能夠提高植牙手術的成功率。從高壓氧的理論和特色來看，或許確實是有這樣的潛力，只不過究竟做完口腔手術後要做幾次高壓氧才有效，目前似乎沒有標準答案。

從文獻來看，高壓氧運用在人工植牙方面，現階段最多的相關資料是因為癌症經過放射線治療但還是進行植牙療程，因而使用高壓氧輔助以避免骨壞死的情況。

另外，針對高壓氧提高人工牙根骨整合的成功率，或是在糖尿病植牙的研究，目前大概僅有動物實驗的資料發表（要在人體做這樣的研究幾乎是不可能）。在印度和土耳其是利用兔子研究一般植牙和糖尿病植牙，認為高壓氧能夠加速植牙的骨整合，對早期傷口癒合有一些幫助。

在埃及也有醫師利用高壓氧輔助重度吸菸者或口服骨質疏鬆藥物的患者，進行人工植牙手術的案例報告，他們做出認為高壓氧對人工植牙是有幫助的結論。

從我的角度來看，高壓氧用於人工植牙手術，可能對一些條件比較差，例如控制不良的糖尿病患者、血液循環較差的患者、癌症患者會有一些幫助。

如果是身體相對健康想要植牙的人，應該要好好把牙周病治療穩定或是思考徹底戒菸，對於增加植牙成功率的效果會更加顯著。此外，植牙的手術部分只是前期，假牙裝上以後還是要定期檢查、維持口腔衛生才是長期成功的根本。

8-2
從中醫觀點看牙周病

　　為什麼有些人不刷牙也不會有牙周病？這是因為牙周病的致病因素，除了牙菌斑細菌以外，還有宿主本身；大部分醫師會以「遺傳」或「體質」來說明某些人會得牙周病而某些人不會。

　　在我們前述的牙周病治療流程，主要是著眼在去除牙菌斑、牙結石，然後好好維持口腔衛生，避免再被細菌感染。至於宿主本身，可能就是戒菸、控制血糖、維持良好的生活習慣，避免免疫狀況不佳。而免疫治療法或是免疫調節治療（immunomodulation），也是目前被積極研究中的領域。

　　從中醫的角度來看，與牙周相關的描述從《黃帝內經》可知：「腎生骨髓，在體為骨，在臟為腎」、「齒為腎之餘，齦為胃之絡」，牙齒相當於骨頭的外在表現，所以牙齒和骨頭都屬於腎的範圍，而牙齦則和胃相關。

　　因此中醫認為，腎和牙齒的健康狀況緊密相關。牙周病所導致的牙齒鬆動，是腎虛所致，而補腎有助於強健牙齒。至於牙齦發炎紅腫，則是和胃火有關。所以中醫的觀點會比較著重於體質的改善，中醫師會根據個人體質調配適合個人的藥物，或以針灸方式達到治療和預防牙周病的目的。從科學的角度看，中醫是比較偏向免疫調節或改善體質的方式；某些中草藥還有抗發炎、抗氧化、抗細菌等效用。

🦷 牙周病的中藥治療

胃火上炎型

　　患者飲食偏好烤、炸、辣等重口味食物，容易造成胃中積熱，胃火上炎傷灼齒齦。加上口腔衛生不良，細菌在齒齦孳生，慢慢導致牙周發炎，損傷牙周組織。治療上會選用清胃火的藥物，常用處方有清胃散、竹葉石膏湯等。

腎虛火旺型

　　患者多數體質虛弱，可能有慢性病史、年齡較大、婦女多產等特徵。或是因為過勞、熬夜晚睡等，都可能導致腎氣、腎精、腎陰不足，造成腎虛火旺的狀況。治療上會選用滋腎清熱的藥物，常用處方有知柏地黃丸、滋陰降火湯等。

🦷 牙周病的針灸治療

　　牙周病針灸穴位的選擇，主要與經絡循行位置有關係。胃經通過人體的上牙床，大腸經達下牙床，因此胃經的「內庭穴」、大腸經的「合谷穴」，都是常用來治療牙周病的穴位；其他還會依患者體質狀況選用穴位，比如腎虛者用腎經的「太谿穴」、「復溜穴」；若是年老齒齦萎縮，合併氣血虛弱體質者，也可加用「足三里」、「三陰交穴」來補益氣血。

　　除了中藥和針灸以外，中醫的治療方式還包括中藥牙粉或中藥漱口水。這類方式治療牙周病，目前還是會被視為輔助。

　　在此我還是要強調，正確的口腔清潔才是預防牙周病的根本。如果有牙周病相關的症狀，建議優先給牙科醫師診斷治療。而牙周反覆發炎患者，若有需要的話，可考慮搭配中醫調理體質，服用中藥及針灸治療。每日清潔牙齒，調整飲食和作息，讓牙周重拾健康。

* 以上章節內文感謝裘惠萍中醫師提供中醫專業知識及審定

參考資料

1-1

- Gum Disease In Children – American Academy of Periodontology（美國牙周病醫學會）
- "Diabetes and periodontal diseases: consensus report of the Joint EFP/AAP Workshop on Periodontitis and Systemic Diseases," Journal of Periodontology, Apr. 2013.
- "Influence of mandibular third molar surgical extraction on the periodontal status of adjacent second molars, Journal of Periodontology, Mar. 2019.
- 「慢性腎臟病蟬聯醫療支出第一名 健保 513 億」（公視）
- 「青年型牙周病 當心年紀輕輕牙掉光」（聯合新聞網）

1-3

- 「植牙後疏於潔牙 他連掉 12 顆損失百萬」（聯合新聞網）
- 「植牙非老人專利！年輕人缺牙竟高達 4 成 5」（三立新聞網）

1-5

- Is Vaping Bad for Your Teeth? 7 Things to Know About Its Effects on Your Oral Health – Healthline
- "Recent Updates on Electronic Cigarette Aerosol and Inhaled Nicotine Effects on Periodontal and Pulmonary Tissues," Journal of Periodontology, Oral Dis., Nov. 2017.
- "E-cigarettes and Flavorings Induce Inflammatory and Pro-Senescence Responses in Oral Epithelial Cells and Periodontal Fibroblasts," Oncotarget., Nov. 2016.
- 您應該知道的電子菸 30 問（衛福部國民健康署專刊）

1-6

- Link Made Between Mouth Health, Diabetes，Public News Service
- "Association between periodontitis and mortality in stages 3–5 chronic kidney disease: NHANES III and linked mortality study," Journal of Clinical Periodontology, Dec. 2015.
- "Periodontal Pocket Depth, Hyperglycemia, and Progression of Chronic Kidney Disease: A Population-Based Longitudinal Study," Am J Med. Jan. 2017.
- 衛福部 2022 年十大死因 https://www.mohw.gov.tw/cp-16-74869-1.html

- Dependent Pathways Enhance Porphyromonas gingivalis Mediated Atherosclerosis in the Ldlr KO Mouse Model
- AHA News: Mouth Bacteria Found in Stroke Patients' Brains
- "Periodontitis and atherosclerotic cardiovascular disease: consensus report of the Joint EFP/AAP Workshop on Periodontitis and Systemic Diseases," Journal of Clinical Periodontology, Apr. 2013.
- Periodontitis is associated with hypertension: a systematic review and meta-analysis
- Bad tooth-brushing habits tied to higher heart risk
- "Decreased frequency and duration of tooth brushing is a risk factor for endothelial dysfunction," International Journal of Cardiology, Mar. 2017.
- Infective Endocarditis (AHA：American Heart Association)
- 無心換心手術 國際矚目（自由時報）
- 無心葉克膜維生 換心重獲新生（公視新聞網）
- "Periodontal Treatment Reduces Risk of Adverse Respiratory Events in Patients With Chronic Obstructive Pulmonary Disease: A Propensity-Matched Cohort Study.," Medicine (Baltimore). May 2016.
- "Is COPD associated with periodontal disease? A population-based study in Spain.," Int J Chron Obstruct Pulmon Dis. Oct. 2018.
- "Relationships Between Periodontal Disease and Bacterial Pneumonia," Journal of Periodontology, Oct. 1996.
- 《35 歲開始，牙齒決定你的後半生：日本失智症權威親授，活化大腦的護牙術，讓你遠離阿茲海默症、糖尿病和心血管疾病》（遠流出版）
- "Association between chronic periodontitis and the risk of Alzheimer's disease: a retrospective, population-based, matched-cohort study.," Alzheimers Res Ther. Aug. 2017.
- Brush your teeth — postpone Alzheimer's
- Periodontitis and Disease Initiation of Rheumatoid Arthritis
- 「類風濕性關節炎」診斷發現新穎的血清檢測法（中國醫藥大學）
- Antibody to HA4 of gingipain of Porphyromonas gingivalis is a possible biomarker for rheumatoid arthritis," Journal of Immunology, May 2017.
- "Periodontal Infection as a Possible Risk Factor for Preterm Low Birth Weight," Journal of Periodontology, Oct. 1996.
- Pregnant women with gum disease more likely to go into early labour
- Periodontitis Linked to Increased CGRP Levels in Chronic Migraine

- "The impacts of oral health symptoms, hygiene, and diet on the development and severity of psoriasis," Dermatology Online Journal, Jul. 2019.
- "Chronic Inflammation (Inflammaging) and Its Potential Contribution to Age-Associated Diseases," J Gerontol A Biol Sci Med Sci. Jun. 2014.

1-7

- How gum disease could lead to cancer (Medical News Today)
- Study ties unhealthy gums to liver cancer risk (Medical News Today)
- Michaud DS, Lu J, Peacock-Villada AY, Barber JR, Joshu CE, Prizment AE, Beck JD, Offenbacher S, Platz EA. Periodontal Disease Assessed Using Clinical Dental Measurements and Cancer Risk in the ARIC Study. J Natl Cancer Inst. 2018 Aug 1;110(8):843-854.
- Nieminen MT, Listyarifah D, Hagström J, Haglund C, Grenier D, Nordström D, Uitto VJ, Hernandez M, Yucel-Lindberg T, Tervahartiala T, Ainola M, Sorsa T. Treponema denticola chymotrypsin-like proteinase may contribute to orodigestive carcinogenesis through immunomodulation. Br J Cancer. 2018 Feb 6;118(3):428-434.
- Jordão HW, McKenna G, McMenamin ÚC, Kunzmann AT, Murray LJ, Coleman HG. The association between self-reported poor oral health and gastrointestinal cancer risk in the UK Biobank: A large prospective cohort study. United European Gastroenterol J. 2019 Nov;7(9):1241-1249.

2-2

- American Dental Association
- Dentaly.org
- 香港菲臘牙科醫院
- 東京國際診所 / 牙科
- ライオン歯科

2-3

- " A systematic review on the effects of local antimicrobials as adjuncts to subgingival debridement, compared with subgingival debridement alone, in the treatment of chronic periodontitis," J Clin Periodontol, March 2013.

2-4 至 2-6

- Laser Treatment for Gum Disease – American Academy of Periodontology
- 雷射可不可以治療牙周病？（臺灣牙周病醫學會）
- Aoki A, Sasaki KM, Watanabe H, Ishikawa I. Lasers in nonsurgical periodontal therapy. Periodontol 2000 2004: 36: 59–97.
- Ishikawa I, Aoki A, Takasaki AA, Mizutani K, Sasaki KM, Iz- umi Y. Application of lasers in periodontics: true innovation or myth? Periodontol 2000 2009: 50: 90–126.
- Aoki A, Mizutani K, Schwarz F, Sculean A, Yukna RA, Taka- saki AA, Romanos GE, Taniguchi Y, Sasaki KM, Zeredo JL, Koshy G, Coluzzi DJ, White JM, Abiko Y, Ishikawa I, Izumi Y. Periodontal and peri-implant wound healing following laser therapy. Periodontol 2000 2015: 68: 217–269.
- Mizutani K, Aoki A, Coluzzi D, Yukna R, Wang CY, Pavlic V, Izumi Y Lasers in minimally invasive periodontal and peri-implant therapy. Periodontology 2000 2016:71:185-212
- Marisa Roncati. Nonsurgical Periodontal Therapy. Indications, Limits and Clinical Protocols with the Adjunctive Use of Diode Laser
- Quirynen M, Bollen CM, Vandekerckhove BN, Dekeyser C, Papaioannou W, Eyssen H. Full- vs. partial-mouth disinfection in the treatment of periodontal infections: short-term clinical and microbiological observations. J Dent Res. 1995 Aug;74(8):1459-67. doi: 10.1177/00220345950740080501. PMID: 7560400.
- Mongardini C, van Steenberghe D, Dekeyser C, Quirynen M. One stage full- versus partial-mouth disinfection in the treatment of chronic adult or generalized early-onset periodontitis. I. Long-term clinical observations. J Periodontol. 1999 Jun;70(6):632-45. doi: 10.1902/jop.1999.70.6.632. PMID: 10397519.
- Quirynen M, Mongardini C, Pauwels M, Bollen CM, Van Eldere J, van Steenberghe D. One stage full- versus partial-mouth disinfection in the treatment of chronic adult or generalized early-onset periodontitis. II. Long-term impact on microbial load. J Periodontol. 1999 Jun;70(6):646-56. doi: 10.1902/jop.1999.70.6.646. PMID: 10397520.
- Koshy G, Corbet EF, Ishikawa I. A full-mouth disinfection approach to nonsurgical periodontal therapy–prevention of reinfection from bacterial reservoirs. Periodontol 2000. 2004;36:166-78. doi: 10.1111/j.1600-0757.2004.03678.x. PMID: 15330948.
- Lindhe J, Meyle J; Group D of European Workshop on Periodontology. Peri-implant diseases: Consensus Report of the Sixth European Workshop on Periodontology. J Clin Periodontol. 2008 Sep;35(8 Suppl):282-5. doi: 10.1111/j.1600-051X.2008.01283.x. PMID: 18724855.

- Lundgren D, Rylander H, Laurell L. To save or to extract, that is the question. Natural teeth or dental implants in periodontitis-susceptible patients: clinical decision-making and treatment strategies exemplified with patient case presentations. Periodontol 2000. 2008;47:27-50. doi: 10.1111/j.1600-0757.2007.00239.x. PMID: 18412572.
- Lin GH, Suárez López Del Amo F, Wang HL. Laser therapy for treatment of peri-implant mucositis and peri-implantitis: An American Academy of Periodontology best evidence review. J Periodontol. 2018 Jul;89(7):766-782. doi: 10.1902/jop.2017.160483. PMID: 30133748.

2-8

- Aoki A. et al. (2008) Photobiomodulation Laser Strategies in Periodontal Therapy. In: Waynant R., Tata D.B. (eds) Proceedings of Light-Activated Tissue Regeneration and Therapy Conference. Lecture Notes in Electrical Engineering, vol 12. Springer, Boston, MA.
- Aoki A, Mizutani K, Schwarz F, Sculean A, Yukna RA, Takasaki AA, Romanos GE, Taniguchi Y, Sasaki KM, Zeredo JL, Koshy G, Coluzzi DJ, White JM, Abiko Y, Ishikawa I, Izumi Y. Periodontal and peri-implant wound healing following laser therapy. Periodontol 2000. 2015 Jun;68(1):217-69. doi: 10.1111/prd.12080. PMID: 25867988.

2-9

- Stambaugh RV, Dragoo M, Smith DM, Carasali L. The limits of subgingival scaling. Int J Periodontics Restorative Dent. 1981;1(5):30-41. PMID: 7047434.
- Waerhaug J. Healing of the dento-epithelial junction following subgingival plaque control. II: As observed on extracted teeth. J Periodontol. 1978 Mar;49(3):119-34. doi: 10.1902/jop.1978.49.3.119. PMID: 288899.
- Burkhardt R, Lang NP. Coverage of localized gingival recessions: comparison of micro- and macrosurgical techniques. J Clin Periodontol. 2005 Mar;32(3):287-93. doi: 10.1111/j.1600-051X.2005.00660.x. PMID: 15766372.

3-1

- https://www.heart.org/en/health-topics/infective-endocarditis

3-2

- " Severe periodontitis: Sixth most prevalent health condition in the world " (Science Daily)
- "Global Burden of Severe Periodontitis in 1990-2010: A Systematic Review and Meta-regression," Journal of Dental Research, Sep. 2014.

3-6

- Nordland P, Garrett S, Kiger R, Vanooteghem R, Hutchens LH, Egelberg J. The effect of plaque control and root debridement in molar teeth. J Clin Periodontol. 1987 Apr;14(4):231-6.
- Graziani F, Gennai S, Cei S, Cairo F, Baggiani A, Miccoli M, Gabriele M, Tonetti M. Clinical performance of access flap surgery in the treatment of the intrabony defect. A systematic review and meta-analysis of randomized clinical trials. J Clin Periodontol. 2012 Feb;39(2):145-56.
- Laurell L, Gottlow J, Zybutz M, Persson R. Treatment of intrabony defects by different surgical procedures. A literature review. J Periodontol. 1998 Mar;69(3):303-13. doi: 10.1902/jop.1998.69.3.303. PMID: 9579616.

3-7

- "The limits of subgingival scaling," J Periodontol, Nov. 1993.
- "The clinical effectiveness of open versus closed scaling and root planing on multi-rooted teeth," J Periodontol, Nov. 1993.
- "Scaling and root planing effectiveness: the effect of root surface access and operator experience," J Periodontol, Jan. 1989.
- "Scaling and root planing efficacy in multirooted teeth," J Periodontol, Jul. 1989.
- "Enamel matrix protein derivatives: role in periodontal regeneration," Clin Cosmet Investig Dent., Dec. 2011.
- "Emdogain in regenerative periodontal therapy. A review of the literature," Fogorv Sz., Oct. 2007.

3-8

- McGuire MK. Prognosis versus actual outcome: a long-term survey of 100 treated periodontal patients under maintenance care. J Periodontol. 1991 Jan;62(1):51-8. doi: 10.1902/jop.1991.62.1.51. PMID: 2002432.
- McGuire MK, Nunn ME. Prognosis versus actual outcome. III. The effectiveness of clinical parameters in accurately predicting tooth survival. J Periodontol. 1996 Jul;67(7):666-74. doi: 10.1902/jop.1996.67.7.666. PMID: 8832477.
- "A Long-Term Survey of Tooth Loss in 600 Treated Periodontal Patients," J Periodontol, May. 1978.
- "Tooth Loss in 100 Treated Patients With Periodontal Disease. A Long-Term Study," J Periodontol, Sep. 1982.
- " Effect of Periodontal Therapy on Patients Maintained for 15 Years or Longer. A Retrospective Study," J Periodontol, Jun. 1986.
- Hirschfeld L, Wasserman B. A long-term survey of tooth loss in 600 treated periodontal patients. J Periodontol 1978;49(5):225–37.
- McFall W. Tooth loss in 100 treated patients with periodontal disease. A long-term study. J Periodontol 1982;53(9):539–49.
- McLeod D, Phillip L, Spivey J. The effectiveness or periodontal treatment as measured by tooth loss. J Am Dent Assoc 1997;128(3):316–24.

4-1

- Axelsson P, Lindhe J. The significance of maintenance care in the treatment of periodontal disease. J Clin Periodontol. 1981 Aug;8(4):281-94. doi: 10.1111/j.1600-051x.1981.tb02039.x. PMID: 6947992.
- Checchi L, Montevecchi M, Gatto MR, Trombelli L. Retrospective study of tooth loss in 92 treated periodontal patients. J Clin Periodontol. 2002 Jul;29(7):651-6. doi: 10.1034/j.1600-051x.2002.290710.x. PMID: 12354091.

5-1

- https://www.top1health.com/article/5303
- Greenstein G, Cavallaro J Jr, Tarnow D. Dental implants in the periodontal patient. Dent Clin North Am. 2010 Jan;54(1):113-28. doi: 10.1016/j.cden.2009.08.008. PMID: 20103475.

- Levin L, Ofec R, Grossmann Y, Anner R. Periodontal disease as a risk for dental implant failure over time: a long-term historical cohort study. J Clin Periodontol. 2011 Aug;38(8):732-7. doi: 10.1111/j.1600-051X.2011.01745.x. Epub 2011 Jun 2. PMID: 21635280.
- Quirynen M, Abarca M, Van Assche N, et al. Impact of supportive periodontal therapy and implant surface roughness on implant outcome in patients with a history of periodontitis. J Clin Periodontol 2007;34(9):805–15.
- Hirschfeld L, Wasserman B. A long-term survey of tooth loss in 600 treated periodontal patients. J Periodontol 1978;49(5):225–37.
- McFall W. Tooth loss in 100 treated patients with periodontal disease. A long-term study. J Periodontol 1982;53(9):539–49.
- McLeod D, Phillip L, Spivey J. The effectiveness or periodontal treatment as measured by tooth loss. J Am Dent Assoc 1997;128(3):316–24.

5-2

- Greenstein G, Cavallaro J Jr, Tarnow D. Dental implants in the periodontal patient. Dent Clin North Am. 2010 Jan;54(1):113-28. doi: 10.1016/j.cden.2009.08.008. PMID: 20103475.
- Mombelli A. Microbiology and antimicrobial therapy of peri-implantitis. Periodontol 2000 2002;28:177–89.
- Paster BJ, Boches SK, Galvin JL, et al. Bacterial diversity in human subgingival plaque. J Bacteriol 2001;183(12):3770–83.
- Zitzmann NU, Berglundh T. Definition and prevalence of peri-implant diseases. J Clin Periodontol 2008;35(Suppl 8):286–91.
- Heitz-Mayfield LJ. Peri-implant diseases: diagnosis and risk indicators. J Clin Periodontol 2008;35(Suppl 8):292–304.

5-3

- "Dental implants in patients with osteoporosis: a systematic review with meta-analysis.," Int J Oral Maxillofac Surg. Apr. 2018.
- 不知糖尿病 花 8 萬植牙報銷（udn 網路新聞）
- 婦找密醫植牙　13 顆壞 11 顆暴瘦剩 30 公斤（TVBS 新聞）
- DYNAMIC NAVIGATION FOR DENTAL IMPLANTATION (Claro Nav)
- 牙科邁向數位化時代　縮短療程精準醫療（年代新聞）

- Chen ST, Buser D. Clinical and esthetic outcomes of implants placed in postextraction sites. Int J Oral Maxillofac Implants. 2009;24 Suppl:186-217. PMID: 19885446.

5-6

- インプラントの死亡事故で有罪　歯科医に東京地裁判決 (日本經濟新聞)

5-7

- Jorba-García A, Figueiredo R, González-Barnadas A, Camps-Font O, Valmaseda-Castellón E. Accuracy and the role of experience in dynamic computer guided dental implant surgery: An in-vitro study. Med Oral Patol Oral Cir Bucal. 2019;24(1):e76-e83. Published 2019 Jan 1. doi:10.4317/medoral.22785\
- Abdelhay N, Prasad S, Gibson MP. Failure rates associated with guided versus non-guided dental implant placement: a systematic review and meta-analysis. BDJ Open. 2021;7(1):31. Published 2021 Aug 18. doi:10.1038/s41405-021-00086-1

5-8

- Schropp et al. Bone healing changes and soft tissue contour changes following single-tooth extraction: A clinical and radiographic 12-month prospective study. Int J Periodontics Restorative Dent 2003;23:313–323

5-9

- Nunes LS, Bornstein MM, Sendi P, Buser D. Anatomical characteristics and dimensions of edentulous sites in the posterior maxillae of patients referred for implant therapy. Int J Periodontics Restorative Dent. 2013 May-Jun;33(3):337-45.
- Felice P, Cannizzaro G, Barausse C, Pistilli R, Esposito M. Short implants versus longer implants in vertically augmented posterior mandibles: a randomised controlled trial with 5-year after loading follow-up. Eur J Oral Implantol. 2014 Winter;7(4):359-69.
- Rossi F, Botticelli D, Cesaretti G, De Santis E, Storelli S, Lang NP. Use of short implants (6 mm) in a single-tooth replacement: a 5-year follow-up prospective randomized controlled multicenter clinical study. Clin Oral Implants Res. 2016 Apr;27(4):458-64.
- Ferrigno N, Laureti M, Fanali S. Dental implants placement in conjunction with osteotome

sinus floor elevation: a 12-year life-table analysis from a prospective study on 588 ITI implants. Clin Oral Implants Res. 2006 Apr;17(2):194-205. doi: 10.1111/j.1600-0501.2005.01192.x. Erratum in: Clin Oral Implants Res. 2006 Aug;17(4):479.

· Soardi E, Cosci F, Checchi V, Pellegrino G, Bozzoli P, Felice P. Radiographic analysis of a transalveolar sinus-lift technique: a multipractice retrospective study with a mean follow-up of 5 years. J Periodontol. 2013 Aug;84(8):1039-47. doi: 10.1902/jop.2011.100684.

· Beretta M, Poli PP, Grossi GB, Pieroni S, Maiorana C. Long-term survival rate of implants placed in conjunction with 246 sinus floor elevation procedures: results of a 15-year retrospective study. J Dent. 2015 Jan;43(1):78-86.

· Zinser MJ, Randelzhofer P, Kuiper L, Zöller JE, De Lange GL. The predictors of implant failure after maxillary sinus floor augmentation and reconstruction: a retrospective study of 1045 consecutive implants. Oral Surg Oral Med Oral Pathol Oral Radiol. 2013 May;115(5):571-82.

6-1

· "Effect of gingival augmentation procedure (free gingival graft) on reducing the risk of non-carious cervical lesions: A 25- to 30-year follow-up study," Journal of Periodontology, November 2019

6-4

· http://news.tvbs.com.tw/life/1661487(TVBS 新聞)
· "Comparing the Perception of Dentists and Lay People to Altered Dental Esthetics," Journal of Esthetic and Restorative Dentistry, Jul. 2007.

6-5

· Kassab MM, Cohen RE. The etiology and prevalence of gingival recession. J Am Dent Assoc. 2003 Feb;134(2):220-5. doi: 10.14219/jada.archive.2003.0137.

· Khocht, G. Simon, P. Person, and J. L. Denepitiya. "Gingival recession in relation to history of hard toothbrush use," Journal of Periodontology, vol. 64, no. 9, pp. 900–905, 1993.

· Bergström J, Eliasson S, Dock J. A 10-year prospective study of tobacco smoking and periodontal health. J Periodontol. 2000 Aug; 71(8):1338-47.

· Hyman JJ, Reid BC. Epidemiologic risk factors for periodontal attachment loss among adults in the United States. J Clin Periodontol. 2003 Mar; 30(3):230-7.

- Schropp L, Wenzel A, Kostopoulos L, Karring T. Bone healing and soft tissue contour changes following single-tooth extraction: a clinical and radiographic 12-month prospective study. Int J Periodontics Restorative Dent. 2003 Aug;23(4):313-23.

- Lee SA, Kim AC, Prusa LA Jr, Kao RT. Characterization of dental anatomy and gingival biotype in Asian populations. J Calif Dent Assoc. 2013 Jan;41(1):31-3, 36-9. PMID: 23437604.

- Miller PD Jr. A classification of marginal tissue recession. Int J Periodontics Restorative Dent. 1985;5(2):8-13. PMID: 3858267.

- Cheng YF, Chen JW, Lin SJ, Lu HK. Is coronally positioned flap procedure adjunct with enamel matrix derivative or root conditioning a relevant predictor for achieving root coverage? A systemic review. J Periodontal Res. 2007 Oct;42(5):474-85. doi: 10.1111/j.1600-0765.2007.00971.x. PMID: 17760826.

7-3

- Mazhari, Fatemeh, et al. "The effect of tooth brushing and flossing sequence on interdental plaque reduction and fluoride retention: A randomized controlled clinical trial." Journal of periodontology (2018).

- Van Winkelhoff AJ, Boutaga K. Transmission of periodontal bacteria and models of infection. J Clin Periodontol. 2005;32 Suppl 6:16-27. doi: 10.1111/j.1600-051X.2005.00805.x. PMID: 16128826.

- Hoover J, Tovar E, Zlatnik T, Karunanayake C. Efficacy of a Rinse Containing Sea Salt and Lysozyme on Biofilm and Gingival Health in a Group of Young Adults: A Pilot Study. Int J Dent. 2017;2017:4056708. doi: 10.1155/2017/4056708. Epub 2017 Dec 19. PMID: 29619048; PMCID: PMC5749280.

8-1

- Devaraj D, Srisakthi D. Hyperbaric oxygen therapy - can it be the new era in dentistry? J Clin Diagn Res. 2014 Feb;8(2):263-5. doi: 10.7860/JCDR/2014/7262.4077. Epub 2014 Feb 3. PMID: 24701552; PMCID: PMC3972582.

- Wattel F, Mathieu D, Neviere R, Bocquillon N. Hyperbaric therapy: acute peripheral ischaemia and compartment syndrome: A role for hyperbaric oxygenation. Anaesthesia. 1998;53:63–65.

- Nogueira-Filho GR, Rosa BT, David-Neto JR. Effects of hyperbaric oxygen therapy on the treatment of severe cases of periodontitis. Undersea Hyperb Med. 2010 Mar-Apr;37(2):107-14. PMID: 20462143.
- Chen TL, Xu B, Liu JC, Li SG, Li DY, Gong GC, Wu ZF, Lin SL, Zhou YJ. Effects of hyperbaric oxygen on aggressive periodontitis and subgingival anaerobes in Chinese patients. J Indian Soc Periodontol. 2012 Oct;16(4):492-7. doi: 10.4103/0972-124X.106880. PMID: 23493978; PMCID: PMC3590714.
- Wandawa G, Mustaqimah DN, et al. Efficacy of Hyperbaric Oxygen Therapy as an Adjunctive Therapy of Chronic Periodontitis. J Int Dent Med Res 2017;10(1):72–75
- G KV, Komala J, Mohsin AH, Ahmed MA, Sairam G, Sheethi KV. A Study to Evaluate the Effect of Hyperbaric Oxygen on Osseointegration of Root-form Endosseous Titanium Dental Implants: An In Vivo Study. J Contemp Dent Pract. 2019 Apr 1;20(4):460-465. PMID: 31308277.
- Altug HA, Tatli U, Coskun AT, Erdogan Ö, Özkan A, Sencimen M, Kürkçü M. Effects of hyperbaric oxygen treatment on implant osseointegration in experimental diabetes mellitus. J Appl Oral Sci. 2018 Jul 10;26:e20180083. doi: 10.1590/1678-7757-2018-0083. PMID: 29995150; PMCID: PMC6025889.
- Rizk, Fardos N. and Shaheen, Nasser, "Hyperbaric Oxygen Therapy for Promoting Osseointegration Around Dental Implants in Heavy Smokers" (2011). Dentistry. 86.
- Elkhatat, Essam. (2019). Effect of hyperbaric oxygen therapy on osseointegration of dental implant retain mandibular overdentures with bisphosphonate treated patients. Egyptian Dental Journal. 64. 10.21608/edj.2018.77456.

8-2

- Yang B, Pang X, Li Z, Chen Z, Wang Y. Immunomodulation in the Treatment of Periodontitis: Progress and Perspectives. Front Immunol. 2021 Nov 19;12:781378. doi: 10.3389/fimmu.2021.781378. PMID: 34868054; PMCID: PMC8640126.
- Pasupuleti MK, Nagate RR, Alqahtani SM, Penmetsa GS, Gottumukkala SNVS, Ramesh KSV. Role of Medicinal Herbs in Periodontal Therapy: A Systematic Review. J Int Soc Prev Community Dent. 2023 Feb 27;13(1):9-16. doi: 10.4103/jispcd.JISPCD_210_22. PMID: 37153928; PMCID: PMC10155875.

牙齒治療與植牙圖解百科:
免拔牙也能一日高效修復牙周病!權威專科醫師的精準療程與照護關鍵

作　者	葉立維
版面編排	江麗姿
封面設計	初雨有限公司(陳語萱)
責任編輯	溫淑閔
主　編	溫淑閔
資深行銷	楊惠潔
行銷主任	辛政遠
通路經理	吳文龍
總編輯	姚蜀芸
副社長	黃錫鉉
總經理	吳濱伶
發行人	何飛鵬
出　版	創意市集 Inno-Fair 城邦文化事業股份有限公司
發　行	英屬蓋曼群島商家庭傳媒股份有限公司 城邦分公司 115台北市南港區昆陽街16號8樓

城邦讀書花園　http://www.cite.com.tw
客戶服務信箱　service@readingclub.com.tw
客戶服務專線　02-25007718、02-25007719
24小時傳真　02-25001990、02-25001991
服務時間　週一至週五9:30-12:00，13:30-17:00
劃撥帳號　19863813　戶名:書虫股份有限公司
實體展售書店　115台北市南港區昆陽街16號5樓
※如有缺頁、破損,或需大量購書,都請與客服聯繫

香港發行所　城邦（香港）出版集團有限公司
香港九龍土瓜灣土瓜灣道86號
順聯工業大廈6樓A室
電話:(852) 25086231
傳真:(852) 25789337
E-mail:hkcite@biznetvigator.com

馬新發行所　城邦（馬新）出版集團Cite (M) Sdn Bhd
41, Jalan Radin Anum, Bandar Baru Sri Petaling,
57000 Kuala Lumpur, Malaysia.
電話:(603)90563833
傳真:(603)90576622
Email:services@cite.my

製版印刷　凱林彩印股份有限公司
初版1刷　2024年12月

ISBN　978-626-7488-22-5／定價　新台幣550元
EISBN　9786267488218 (EPUB)／電子書定價　新台幣385元

Printed in Taiwan
版權所有,翻印必究

※廠商合作、作者投稿、讀者意見回饋,請至:
創意市集粉專 https://www.facebook.com/innofair
創意市集信箱 ifbook@hmg.com.tw

國家圖書館出版品預行編目資料

牙齒治療與植牙圖解百科:免拔牙也能一日高效修復牙
周病!權威專科醫師的精準療程與照護關鍵 / 葉立維著.
-- 初版. -- 臺北市 : 創意市集出版 : 城邦文化事業股份有
限公司發行, 2024.12
　面；　公分
ISBN　978-626-7488-22-5(平裝)
1.CST: 牙齒 2.CST: 牙科 3.CST: 保健常識

416.9　　　　　　　　　　　　　　113010422